2020—2030 年职业健康科研战略规划

刘宝龙　陈建武　编著

应急管理出版社
·北　京·

图书在版编目（CIP）数据

2020—2030年职业健康科研战略规划/刘宝龙，陈建武编著.--北京：应急管理出版社，2019

ISBN 978-7-5020-7289-6

Ⅰ.①2… Ⅱ.①刘… ②陈… Ⅲ.①职业病—防治—科学研究事业—规划—中国—2020-2030 Ⅳ.①R135

中国版本图书馆CIP数据核字(2019)第068252号

2020—2030年职业健康科研战略规划

编　　著　刘宝龙　陈建武
责任编辑　曲光宇
编　　辑　孔　晶
责任校对　李新荣
封面设计　罗针盘

出版发行　应急管理出版社（北京市朝阳区芍药居35号　100029）
电　　话　010-84657898（总编室）　010-84657880（读者服务部）
网　　址　www.cciph.com.cn
印　　刷　北京玥实印刷有限公司
经　　销　全国新华书店

开　　本　787mm×1092mm $^1/_{16}$　**印张**　$7^1/_4$　**字数**　120千字
版　　次　2019年4月第1版　2019年4月第1次印刷
社内编号　20191972　**定价**　36.00元

前　言

我国政府高度重视职业健康研究工作，从“九五”科技攻关项目到“十三五”的重点研发计划，均不同程度地包括了与职业健康有关的研究项目或研究课题，并投入了大量的人力与资金。特别是在众多从事职业健康研究的前辈们艰苦努力下，我国在职业健康领域取得了世人瞩目的研究成果，并为我国职业病防治事业的发展提供了重要的技术支撑。

但是，当前我国职业病防治仍然还面临着诸多问题和挑战。一是尘肺病危害依然严重，全国每年新增近3万例职业病病例中，90%为尘肺病。二是面临化学物质低浓度长期暴露、有害因素混合暴露以及中小企业职业健康薄弱等仍需继续关注的大量研究课题。三是伴随技术进步、产业结构调整、就业形态多样化、劳动力老龄化、女性劳动者就业人群扩大等社会发展与变化趋势，产生了许多新的有待研究的职业健康课题。而且，随着全社会对健康意识与健康需求的不断提高，如何建立涵盖劳动者全生命周期的职业健康管理架构等职业健康新的需求亟待解决。

面对今后如此众多需要关注的职业健康课题，要想取得高效、实用的研究成果，并为今后职业健康法规体系建设以及企业职业病防治工作提供基础性的支撑与指导，一种有效的策略便是从国家层面研究和提出今后一定时期的职业健康研究战略规划，通过集结大范围研究人员的力量并有效利用现有研究资源，有针对性地解决那些高优先度的研究课题。

为此，中国安全生产科学研究院职业危害研究所组织相关研究人员，在广泛调查与总结我国当前企业现场职业病防治面临的问题，以及收集国外主要研究机构近年来职业健康重点研究内容的基础上，按照重点研究领域、优先研究方向、重点研究课题的结构形式，尝试性地提出了我国“2020—2030年职业健康科研战略规划”的建议，以便于为我国各级政府部门与研究机构在具体职业健康研究课题立项时提供指导性的参考。

本书由国家重点研发计划项目（项目编号：2016YFC0801700）和中国安

全生产科学研究院基本科研业务费专项资金项目（项目编号：2019JBKY04和2019JBKY11）资助出版。同时，张忠彬，李戬，杜会芳，周书林，杨斌及孙艳秋在规划编制过程中参加了相关资料的收集与整理工作，在此一并表示感谢。

由于参加研究与规划人员的范围较小，知识水平与掌握信息有限，规划建议中难免存在疏漏或不妥之处，敬请广大读者批评指正。

刘宝龙

2018年12月

目 次

第一章 概 述

第一节 引 言

我国经过多年的职业健康研究，在改善劳动环境和预防职业病方面取得了极大的成果。但是，当前我国职业病防治仍然还面临着诸多问题和挑战。一是尘肺病危害依然严重，全国每年新增近3万例职业病病例中，其中90%为尘肺病，主要分布于煤矿、非煤矿山、冶金、建材、建筑、隧道施工等相关行业领域。急需探讨既满足当前生产发展需求又可以有效控制尘肺病发生的综合性预防策略。二是面临化学物质低浓度长期暴露、有害因素混合暴露以及中小企业职业健康薄弱等仍需继续关注的大量研究课题。三是伴随技术进步、产业结构调整、就业形态多样化、劳动力老龄化、女性劳动者就业人群扩大等社会发展与变化趋势，产生了许多新的有待研究的职业健康课题。而且，随着全社会对健康意识与健康需求的不断提高，如何创造兼顾健康与生产两方面的企业氛围、劳动文化，如何建立涵盖劳动者全生命周期职业健康管理架构等职业健康新的需求亟待解决。

因此，今后需要关注的职业健康研究课题将涉及多个领域，而且，也包括许多与心理社会性因素有关的极其难以解决的课题。面对这些大量的课题，要想取得充分的研究成果，必须基于一定的科学规划，通过集结大范围研究人员的力量并有效利用现有研究资源，解决那些高优先度的研究课题。

为此，在广泛调查与总结我国当前企业现场职业病防治面临的问题，以及收集国外主要研究机构近年来职业健康重点研究内容的基础上，首先从这些问题与内容中找出当前我国需要研究的课题并进行分类，然后依据这些研究课题针对职业健康科研工作的适合性、重要性、紧迫性、研究成果的有用性等，评价这些研究课题的优先程度，并由此提出了我国2020—2030年的职业健康研究战略规划。

第二节　2020—2030 年职业健康研究战略规划

为了贯彻落实党的十九大关于实施健康中国战略的重大决策部署，全面实现《“健康中国 2030”规划纲要》目标任务，我国 21 世纪职业健康工作的战略目标应当确定为：

（1）最大限度地降低尘肺病等传统职业病发病水平。

（2）保护劳动者免受各种劳动条件对健康的损害。

（3）努力确保所有劳动者都能在身体上、精神上、社会上保持并增进良好的状态。能够在安全健康的工作环境中，最大限度地发挥其劳动能力，并实现富有生命价值和满足感地劳动。

为了实现职业健康战略目标，需要用人单位和政府监管部门等必须付出更为艰辛的努力。但是，用人单位和政府监管部门能够为此不懈努力的前提则是有赖于职业健康研究工作的强有力技术支撑。而为了实现职业健康战略目标努力的技术支撑，职业健康研究工作必须是在切实掌握企业现场职业健康存在的问题及其发展动向的基础上，通过科学的战略规划来推动有序实施。

2020—2030 年职业健康研究战略规划便是基于上述观点，通过展示 2020—2030 年应当重点实施研究的课题内容以及开展研究所需的相关保障措施，从而有效地推进我国职业健康研究工作。

基于职业健康工作的识别、评价与控制的过程特性，以及职业性疾病与工作相关疾病截然不同的危害特点，作为职业健康科研的重点研究领域，分为以下 3 个方面：

（1）旨在阐明有害性机制的“工作场所有害因素健康效应研究领域”。

（2）旨在建立控制与管理策略的“风险评价与控制和管理方法研究领域”。

（3）旨在掌握劳动负荷与健康损害的“产业和社会变化所致劳动生活与职业健康问题研究领域”。

有关该 3 个重点领域的概要及其所包含应当优先推进研究的 13 个研究方向如下：

1. 工作场所有害因素健康效应研究领域

工作场所中威胁劳动者健康的有害因素包括化学因素、物理因素、生物因素等，阐明这些有害因素对人体影响的范围、作用机理、联合作用影响、机体感受性等不仅至关重要，也是有效实施职业危害评价与控制策略的前提与基础。此外，阐明作业形态的机体负荷因素，即人机工效学因素及其与人体负担的关系，在当今作业方法不断变化、作业密度不断提高的趋势下，变得愈来愈重要。本领域囊括了为了建立确保劳动者职业健康策略所必需的有关有害性机制的基础性研究，其优先研究方向如下：

（1）化学物质的有害性评价。

（2）基因影响与癌症。

（3）混合暴露健康影响。

（4）人机工效学等职业性因素与工作相关疾病。

2. 风险评价与控制和管理方法研究领域

在工业技术、劳动形态等加速变化的形势下，除了采用法规遵守型的职业健康管理之外，还必须在企业现场有效地开展自主性的风险管理。为此，风险评价与管理技术、尘肺病综合性预防策略、中小企业职业健康管理、职业健康管理体系等有关职业健康控制和管理方法的研究至关重要。本领域囊括了有关职业健康管理策略的系列课题研究，其优先研究方向如下：

（1）开发健康效应指标与风险评价。

（2）推进重点行业尘肺病防治的策略。

（3）职业暴露检测评价策略与管理技术。

（4）推进中小企业职业健康工作的策略。

（5）提高劳动生活质量与健康促进。

3. 产业和社会变化所致劳动生活与职业健康问题研究领域

我国产业社会由于企业竞争发展、产业政策调整等原因正在发生诸多的变化。例如：第三产业的增加、就业形态的多样化、信息技术革新、劳动力老龄化、女性就业范围扩大等趋势的快速发展，它们与精神健康、职业紧张（压力）、保护高龄劳动者健康等劳动生活和职业健康问题密切关联，而且是非常重要的问题。针对这一状况，本领域囊括了掌握劳动负荷与健康影响的系列研究课题，其优先研究方向如下：

（1）多样化劳动方式与职业健康。

（2）信息技术（IT）与职业健康。

（3）精神健康与职业紧张。

（4）女性劳动者健康。

第三节 保障措施

为了有效开展3个重点领域13个优先研究方向的研究，不仅需要政府、企业及其劳动者深刻理解有关这些内容的研究对于保障劳动者的健康生活是不可或缺的，而且，在强化和充实研究人才、研究经费、研究设施等的同时，最大限度地发挥这些资源的作用也至关重要。为此，需要完善下列保障措施，以确保有关职业健康的研究机构和研究人员能够实现共同努力，并获得政府部门给予的大力支持。

一、提高企业与劳动者的认识

职业健康研究的进步，与占总人口近60%的劳动者的健康密切相关，并将极大地贡献于21世纪国家的繁荣，而且，这些研究成果如能有效应用于企业现场，则必将惠及整个社会。因此，应通过开展宣传培训活动来提高企业与劳动者的认识。

二、面向有关职业健康研究的机构与人员的宣传

应当以研究机构、研究人员、学术团体、企业团体、工会等为对象，宣传本研究规划的目的、研究进展情况、研究成果等，从而便于扩大参加研究和协助研究人员的范围。

三、研究机构功能的充实以及研究机构和人员之间的协助

在不断充实职业健康研究机构的功能的同时，还应有组织地、持续地推动研究机构之间以及研究人员之间的协作。此外，对于研究人员的自主性研究小组活动也应给予支持，而且应当加强与国外职业健康研究机构之间的交流与合作。

四、人才培养与使用

为了丰富职业健康的研究，有效发挥人才作用是不可或缺的。应当通过开展教育机构以及企业之间的人才交流活动、举办国际交流活动等方式，提高研

究人员的研究能力，并增加其发挥作用的机会。

从长期的角度，应当通过以下方法加强人才培养：

（1）通过开展能够解决问题的、富于魅力的职业健康研究来培育和获得年轻人才。

（2）在相关的大学和研究生院设置培养职业健康专家的课程，从而创造新的人才培养平台。

（3）在企业内部创造易于开展职业健康研究的工作环境。

五、确保研究经费

充分发挥来自科技部、卫健委、自然科学基金委、工信部、发改委、生态环境部等相关部委的国家财政，以及来自学术资助团体、企业联合会等民间资金等多种渠道研究资金的作用，在确保必要研究经费的同时，保证这些资金的有效应用。

六、设备设施的充实与活用

完善职业健康研究所需信息系统等辅助研究体制的同时，通过推进共同研究与设施共享等方法，方便外部研究人员使用已有的设备设施。

七、基于现状分析与评价开展研究

努力掌握国外职业健康研究的发展状况以及新发生的职业健康问题，分析我国职业健康研究面临的课题与需求，明确必要的研究领域以及阻碍研究发展与成果应用的主要因素，探明解决问题的研究路线。同时，评价 3 个重点领域 13 个优先研究方向研究的发展状况，并基于评价结果，明确下一阶段研究的实施方向。

第四节 预 期 成 果

通过本战略规划 3 个重点领域 13 个优先研究方向的研究工作，实现我国职业健康事业的划时代发展，期待取得下列成果：

（1）提高企业及其全体劳动者对确保所有工作场所职业健康重要性的意识。

（2）推动尘肺病防治、中小企业职业健康、有害化学物质暴露所致健康损害等 20 世纪尚未解决的重要课题取得较大进步。

（3）增加所有劳动者都能健康舒适地工作而且提高企业生产效率的企业数量。

（4）减少职业病和工作相关疾病，减少健康、企业经营、医疗费用的损失。

（5）推进构建贯穿所有劳动者全生命周期的职业健康管理体制。

（6）合理应对因 21 世纪产业结构变化、劳动人群老龄化等带来的新的课题。

第二章　工作场所有害因素健康效应研究领域的研究课题说明

第一节　化学物质的有害性评价

一、重要性和紧迫性

阐明并评价化学物质的有害性，了解化学物质对机体影响的功能与毒性发生的机制，对于预防工作场所化学物质的职业危害至关重要，也是有效开展化学物质危害管理与控制的重要前提与基础。当前，工作场所使用的化学物质，无论是种类上还是数量上都非常多，但是，已经清晰了解其对机体影响的物质却很少，特别是对于复杂的内分泌生殖系统、免疫系统、神经系统等的机体影响。

对于内分泌生殖系统，目前引起极大关注的是化学物质的内分泌紊乱作用以及化学物质对生殖系统与下一代的影响。这是因为人们担心即使极低浓度的暴露也可能产生健康损害，可能危及胎儿的发育过程等。例如：有报道说对聚四氟乙烯替代品的职业暴露也会产生生殖损害。

对免疫系统的影响，化学物质对呼吸器官以及皮肤的致敏性是当前重要的研究课题。哮喘、皮炎等职业性过敏疾病至今仍在发生。患有特异反应性疾病的劳动者因其处于炎症潜伏状态，极易受到致敏性物质的影响，故人们担心会发生包括轻度病例在内的潜在的职业性呼吸器官过敏性疾病。

企业现场存在大量有机溶剂和铅等具有神经毒性的物质，由于其接触人数众多，故化学物质对神经系统的影响一直是一个重要的课题。作为神经毒性的问题，是知觉与运动功能的损害，以及头痛、意识水平低下、记忆和认知功能损害、情感变化等。由于麻醉作用等导致一时性注意力低下，有时也会引起重大的次生事故。

化学物质的有害性评价，是职业健康领域一贯的重要课题，包括代谢和体内动态等知识，为了有助于职业健康风险的评价与管理，需要努力实施融入了先进科学成果的职业毒理学研究。

二、研究课题

以对内分泌生殖系统、免疫系统、神经系统的影响为中心，开展化学物质的有害性评价。具体包括以下5项重要研究课题：

（1）利用流行病学调查等方法，掌握粉尘与化学物质所致职业健康损害的发生状况。

（2）研究开发化学物质的有害性评价方法以及化学物质所致职业健康损害的职业健康检查方法。

（3）阐明职业中毒的发生机制、性别差异、剂量-反应关系。

（4）评价低浓度长期暴露化学物质产生的有害性与职业健康损害。

（5）化学物质对机体影响信息的管理与应用方法研究。

三、预期成果

（1）有助于发现化学物质所致的未知的职业健康损害，并阐明人类的剂量-反应关系。

（2）获得预测与评价化学物质所致机体影响的方法，以及发现化学物质所致健康损害的职业健康检查方法。

（3）有助于阐明低浓度长期暴露化学物质所致的机体影响。

（4）有助于识别内分泌紊乱物质等社会高度关注的问题，进而实现对劳动者健康损害的早期预防。

第二节　基因影响与癌症

一、重要性和紧迫性

大多数化学物质具有或可能具有基因影响，包括与癌症直接相关的诱发突变以及激素所致基因功能紊乱等。目前国内企业现场使用的化学物质的数量，即便是主要的物质也达到了5万多种，这其中，已经了解包括基因影响等毒性信息的物质却只有少数。作为具有重大健康危险性的现实问题，化学物质低浓度长期暴露所致的基因影响，引起了极大的社会性关注。

职业性肿瘤是工作场所有害因素所致基因影响的一种。虽然全国与每一种职业性肿瘤因素相关的劳动者人数有限，但是，由于涉及职业性肿瘤的因素种类繁多，所以，涉及全部职业性肿瘤因素的劳动者人数则相对较多。由于职业性肿瘤的健康损害严重，故其不仅社会关注度高，同时具有极高的研究重要性和紧迫性。

二、研究课题

为了合理地应对具有基因影响的化学物质，下述3项研究课题至关重要：

（1）引入当前尖端技术，建立有效的基因影响评价技术：以识别低浓度长期暴露与混合暴露的健康影响为重点，开发能够有效评价基因影响的方法。为了应对数量庞大的化学物质，开发具有大量处理能力的有害性评价方法。

（2）以职业性肿瘤为中心的基因影响流行病学研究：通过基于合理预测的职业暴露指标与健康影响指标的连续性、系统性分析，建立有效评价风险的方法论，以及灵活应用这些方法论开展流行病学研究。

（3）探讨如何基于基因多型分析来预测高危险度人群。

三、预期成果

（1）通过获得整体情况尚不明了的工作场所有害因素所致基因影响的有效评价方法，有助于针对无阈值的职业性肿瘤实施合理的风险评价与风险管理，并有助于消除针对职业性肿瘤的社会性恐惧。

（2）通过建立能够大量处理的有害性评价方法，实现对化学物质种类不断增加的迅速应对。

（3）利用直接分析有害性分子结构的研究过程，其成果有望为切实理解有害性的本质、预测有害因素的联合作用、从动物实验模型推测人类阈值、建立具体化学物质预防策略等提供极其有价值的、大量的信息。

（4）积极应用这些成果可以完善能够有效掌握基因影响风险的流行病学研究体制，并通过更为迅速且有效的风险评价、风险管理以及风险交流，有助于极大地服务于预防职业性肿瘤以及对下一代影响等重大健康危险。

（5）通过基因多型分析，有助于将来实现预测风险的个人差异以及适宜的岗位配置。

第三节　混合暴露健康影响

一、重要性和紧迫性

当前，虽然经过多年努力改善了作业环境，大大降低了对个别有害因素的高水平暴露，但是，劳动者依然存在工作场所暴露于有害因素的危险，特别是随着物质处理与生产工艺的复杂化，劳动者同时暴露于各种有害因素亦即混合暴露的危险仍在增加。作为工作场所混合暴露的问题，包括下列几种组合：

（1）多种有害物质（化学物质、矿物性粉尘等）。

（2）多种物理因素（噪声、振动、高温、光线等）。

（3）暴露于有害物质和物理因素。

目前已有报道，有机溶剂正己烷的神经毒性因同时暴露于丁酮而增强，同时暴露于石棉与吸烟对导致肺癌具有相乘作用，同时暴露于局部振动与低温可以增强振动损害的发生，噪声因同时暴露于有机溶剂导致职业性难听增加等。

混合暴露于有害因素时，其对机体的影响是各自影响的相加还是相乘，目前能够得到的信息非常少。特别是对于目前企业普遍担心的多种类化学物质低浓度混合暴露的毒性修饰作用的研究几乎没有。因此，急需开展对于暴露量与混合暴露联合作用关系的研究。虽然国际上对于混合化学物质的容许接触限值进行了规定：只要没有证据证明没有毒性相加作用时则按照其具有相加作用，以“各个物质的平均暴露浓度/各个物质的容许接触限值”的合计，当其大于1时即判断为超过容许浓度。但这一判断方法并不具有明确的普遍性。另外，具有致癌性物质的混合暴露问题更为重要。虽然单纯暴露于有害物质时没有致癌性，但是，当劳动者在职业紧张（压力）导致免疫机能低下状态暴露于致癌性物质时，则有可能增加其致癌作用，对这一问题的定量研究非常重要。此外，高温状态下暴露于化学物质会增强其有害影响等混合暴露问题，也是当前急需解决的课题。

对于上述有害因素混合暴露的实际状态尚有许多不明之处，因此，关于混合暴露健康影响具有很大的研究必要性。

二、研究课题

对于混合暴露问题的研究，从基础性实验研究和以劳动者为对象的流行病学研究两个方面协调开展至关重要。具体包括以下 6 项重要研究课题：

（1）探讨混合暴露产生毒性与健康损害的一般性规律，开发各种有害因素对所致毒性与健康损害贡献度的定量评价方法。

（2）以混合暴露劳动者为对象的大规模流行病学研究。

（3）以致癌与产生毒性为关注焦点的混合暴露动物实验。

（4）利用基因缺损小白鼠等具有高感受性的动物，开发混合暴露毒性的检出方法并逐步实用化。

（5）利用 in vitro 开发混合暴露毒性的检出方法并逐步实用化。

（6）探讨物理因素（温度、湿度、噪声、放射线等）与其他有害因素混合暴露的健康影响评价。

三、预期成果

（1）能够为有害因素的混合暴露，特别是低浓度长期混合暴露所致的健康影响提供科学信息。

（2）当物理因素与其他有害因素混合暴露时，能够定量化地评价其影响健康的联合作用风险。

（3）推进企业工作现场混合暴露的风险评价更加实用化，从而有助于更加合理地开展针对混合暴露的职业健康管理。

第四节　人机工效学等职业性因素与工作相关疾病

一、重要性与紧迫性

相对于一般社会人群来说，职业人群在个人生活习惯与个人感受性等背景因素的基础上又增加了职业性因素，因此，导致了工作相关疾病的发生，对这一疾病的预防是当今重要的课题。

作为职业性因素，包括劳动组织、劳动时间、劳动密度、搬运重物、重复动作、作业姿势、职业紧张（压力）等。而工作场所之所以引起劳动者的职业紧张（压力）、疲劳、健康损害，其原因之一是存在与工作任务设计和机器工具设计等有关的人机工效学因素。依据世界卫生组织的报告书，所谓工作相关疾病，是指工作相关因素是众多导致疾病发生或加重因素之一的疾病的总称，包括糖尿病、高血压性疾病和缺血性心脏疾病以及脑血管疾病等循环系统疾病、上肢与腰背部的肌肉骨骼系统疾病、哮喘与支气管炎等慢性非特异性肺部疾病、胃与十二指肠溃疡等。

根据多数工业发达国家的职业性疾病统计，目前所认定的工作相关疾病的人数早已远远超过了尘肺、中毒等传统职业病的人数。例如：根据日本厚生劳动省的调查统计，因运输劳动与装配作业等不适当的重物搬运所致腰痛人数，已占到所认定职业性疾病的50%以上；因使用计算机工作导致感觉身体疲劳的劳动者人数达到了空前的78%；在VDT作业人员的抱怨中，绝大多数是与作业空间、照明条件、设备配置等人机工效学有关的因素。此外，大量的工作相关疾病的患者当中，长期休工的劳动者人数也较多，患者个人损失和企业劳动损失也较大，有报告指出，由于工作的职业紧张（压力），致使劳动者缺血性心脏疾病增加了1.3~4倍。

因此，阐明人机工效学等职业性因素与人体负荷，预防工作相关疾病，构建更加舒适的工作场所，具有很高的重要性和紧迫性。

二、研究课题

对于职业性因素与工作相关疾病的相关关系，已经开展了很多研究。但是，关于职业性因素对疾病发生或加重的相关方式以及预防措施的效果等，还有待进行深入的研究。从降低劳动者的作业负荷、构建舒适化工作场所、预防工作相关疾病的角度，具体包括以下10项研究课题：

（1）人机工效学等职业性因素对劳动者健康影响的评价。

（2）与发生和加重循环系统疾病相关的职业性因素及其作用机理和影响程度的研究。

（3）与发生和加重肌肉骨骼系统疾病相关的职业性因素及其作用机理和影响程度的研究。

（4）与发生和加重慢性非特异性肺部疾病相关的职业性因素及其作用机理和影响程度的研究。

（5）开发监测全国工作相关疾病发生状况的方法。

（6）职业紧张（压力）对免疫功能和癌症影响的研究。

（7）应对多种因素的综合性工作相关疾病预防措施及其效果研究。

（8）针对不同工作相关疾病的预防策略指南研究。

（9）阐明人为失误（误判断等）的原因以及实现预防策略数据库化的方法。

（10）完善便于人员使用的机器设计与应用的人机工效学培训与指南等。

三、预期成果

（1）明确工作相关疾病的发生状况。

（2）明确职业性因素对工作相关疾病的发生或加重的相关方式。

（3）建立有效的预防策略，减少工作相关疾病。

（4）开展有关作业方法与设计、搬运重物等人机工效学研究，有利于掌握各类人群能够舒适工作所需的必要条件，提高工作效率，减少安全事故，并有助于劳动者获得健康、创造性的劳动生活。

（5）以 VDT 为代表的应用信息技术的作业方式，已成为当今许多工作场所的一般性工作任务，通过明确有关机器操作的人机工效学问题，将有助于构建舒适的工作场所环境。

（6）把基于工作现场使用人员需求的人机工效学指南等信息传递给机器设备开发人员，将有助于实现机器设备设计更加便于操作与应用的目标。

（7）提高企业生产效率。

第三章 风险评价与控制和管理方法研究领域的研究课题说明

第一节 开发健康效应指标与风险评价

一、重要性和紧迫性

据国际劳动组织ILO报告，全世界每年因工伤事故与健康损害的死亡人数达到110万人，超过了交通和战争的死亡人数，估计其至少四分之一的死亡人数是因暴露有害物质所致。为了预防化学物质所致健康损害，不仅需要针对各种有害因素开展实验性研究和流行病学研究，还必须探讨降低发生职业健康损害风险的综合性策略。亦即，需要立足于有害因素的有害性（毒性）这一科学依据进行风险评价，合理地确定职业接触限值等管理标准，同时，需要准确地监测劳动者职业暴露与发生职业健康损害的状况。为此，为了对大量有害因素实施风险评价与管理，需要开发更为科学的风险评价方法，以及开发能够更为准确、敏感地监测职业暴露与发生健康损害状况所需的新的健康效应指标。对各类有害因素所致的风险进行综合性评价是职业健康领域的核心课题，需要有组织地、持续地开展旨在建立科学、合理的管理体制的研究。

二、研究课题

职业有害因素所致健康损害的发生，取决于每一个有害因素所固有的有害性及其职业暴露状况。而合理的职业接触限值等管理标准，则是基于所识别的有害性及其容许发生风险来进行制定。同时，为了实施更为有效的风险评价与管理，需要开发更为科学的、更加便于监测职业暴露与发生健康损害的健康效应指标等。因此，积极开展以下7项课题的研究工作至关重要。

（1）掌握工作环境职业暴露的实际状况以及探讨职业暴露水平（包括体内动态、体内代谢）与机体损害的研究，并基于此研究结果提出各类有害因素风险评价与管理标准的建议。

（2）研究与开发典型有害物质生物监测的技术与方法。

（3）开发对于有害因素特异的、更为敏感的健康效应指标。

（4）针对低浓度长期暴露，开发能够监测暴露水平与发生健康损害所需的职业暴露指标和职业健康损害指标。

（5）依据流行病学调查与毒性实验结果等有害性信息，研究制定职业接触限值所需的风险评价方法，以及研究利用动物实验来外推人类健康影响的方法。

（6）针对当前尚无有害性信息的有害因素，研究系统性的有害性实验与风险评价方法。

（7）研究面向化学、物理、生物等各类有害作业与环境的风险评价与风险管理的方法。

三、预期成果

（1）不断推进有害性信息的储备和风险评价的实施，并积极应用于职业接触限值的制定和风险信息的交流与传递，将直接有助于工作场所有害因素的管理以及预防职业健康损害。

（2）在开发健康效应指标和风险评价领域提出国际水平的研究成果，并指导建立有害因素的综合性管理体制，将为我国乃至全世界的预防职业健康损害事业做出极大的贡献。

第二节 推进重点行业尘肺病防治的策略

一、重要性和紧迫性

依据我国职业病统计报告，近年来每年新发病的尘肺病达到近 3 万例，主要分布于煤矿、非煤矿山、冶金、建材、建筑、隧道施工等相关行业领域，而且，这些行业领域接触粉尘作业的人数占到其劳动者总数的近 30%。同时，这些行业领域当中仍然有一定数量岗位的劳动者粉尘职业暴露水平超过国家职业接触限值。迫于当前我国能源需求不断增加、企业生产产量不断提高的压力，预计这一状况仍将持续一定的时间。因此，研究和探讨这些重点行业领域的综合性尘肺病防治策略，无论是对于保护劳动者职业健康还是推动企业与社会的经济发展都具有高度的重要性与紧迫性。

二、研究课题

对于重点行业的尘肺病防治，必须结合我国生产企业的实际状况，从关键生产工艺过程的粉尘控制，到企业合理的劳动制度与用工管理，乃至粉尘作业人员的个体防护与健康管理，探讨融入当前最先进技术的综合性预防策略。具体包括以下 4 项研究内容：

（1）煤矿与非煤矿山粉尘关键控制技术与综合性尘肺病防治策略。

（2）隧道施工等建设工程粉尘关键控制技术与综合性尘肺病防治策略。

（3）焊接、切割作业粉尘危害综合性防治策略。

（4）抛光、打磨作业粉尘危害综合性防治策略。

三、预期成果

（1）改善煤矿与非煤矿山粉尘作业环境，减少尘肺病发病。

（2）提升隧道施工等建设企业尘肺病防治水平，杜绝尘肺病群发性事件。

（3）改善焊接、切割、抛光、打磨等典型粉尘作业的作业环境，提升企业尘肺病防治水平。

第三节　职业暴露检测评价策略与管理技术

一、重要性和紧迫性

职业健康管理涉及的有害因素众多，包括粉尘、化学物质、噪声、振动、电辐射、电离放射、微生物等。而且，工业应用的化学物质约达到 5 万种以上，每年新增加 500~700 种新化学物质，其中，目前尚未管理以及尚未纳入法规规定的物质数量远远多于已经管理或已纳入法规规定的物质，而对于预防这些物质导致的健康损害，则急需开发相应的有害因素检测方法与管理技术。

二、研究课题

对于工作环境有害因素检测的研究，需要引入最先进的技术，来证明其是否可作为法定的检测方法予以普及。对于控制与管理技术的开发研究，则不仅需要考虑从工作场所将有害因素予以清除并降低对劳动者的职业暴露，还应考虑其对企业生产效率以及环境、节能等方面的影响。具体包括以下 9 项研究课题：

（1）开发新有害化学物质的检测评价方法。

（2）利用数值流体分析方法与可视化技术，开发局部通风装置、全面通风设备、空调等防护设施的设计方法，以及大幅度改善这些防护设施的性能与效率的方法。

（3）开发小型轻量的能够实时检测的检测设备与传感器。

（4）开发监测全国职业暴露与职业病发生状况的信息系统。

（5）开发机器设备与除尘除毒装置等的防振构造技术。

（6）开发旨在降低工作场所噪声与振动风险的检测与评价系统。

（7）高温作业人员个体监测技术以及高温防护用品客观性评价技术研究。

（8）噪声作业风险管理技术研究。

（9）开发能够减少人体佩戴负担的高效个体防护用品。

三、预期成果

（1）开发新的检测方法可以扩大化学物质的检测范围，实现对更多有害物质的风险评价，让企业与劳动者能够更加直观地认识所面临的工作场所风险，更加有效地促进改善作业环境水平，降低劳动者职业暴露，从而有助于保护有害作业劳动者的职业健康，减少劳动力损失并提高生产效率。

（2）高效的有害因素控制技术的开发，将极大地提高企业工作场所的改善水平，并有效地降低我国职业病的发病水平。

（3）准确地掌握我国职业病危害状况，将有助于政府科学地调整和完善职业健康相关政策和法规，并有助于提高职业健康监管工作效率。

第四节　推进中小企业职业健康工作的策略

一、重要性和紧迫性

中小企业在我国国民经济中占有十分重要的地位。目前，全国工商注册登记的中小企业占全部注册企业总数的99%。中小企业工业总产值、销售收入、实现利税分别占全部注册企业总量的60%、57%和40%，近年来我国的出口总额中，有60%以上由中小企业提供。同时，中小企业是缓解就业压力保持社会稳定的基础力量。中小企业大约提供了75%的城镇就业机会，特别是在近年来经济结构调整和国有企业改组力度加大，国有企业下岗职工增加，新增就业人口居高不下，农村富余劳动力继续向城市转移，以及政府机关精减人员就业压力很大的情况下，中小企业吸纳就业再就业的“蓄水池”作用更加明显。为此，世界各国均高度重视对中小企业的扶持与发展。例如：日本的《中小企业基本法》把中小企业定位为“日本经济活力的源泉”，对中小企业的政策理念确定为“让中小企业多种类、有活力地成长和发展”。

但是，由于经济、技术、管理等原因，中小企业的职业健康工作与大中型企业之间至今还存在较大的差异，中小企业的劳动者至今仍是我国当前职业病发病的主体。2015年全国职业病防治评估结果显示，中小企业的劳动者职业卫生教育、职业病危害因素检测、职业健康检查、警示标识设置等职业病防护措施的实施率均大大低于较大企业。根据日本厚生劳动省的调查结果，日本大中型企业职业健康的培训率约为100%，而10~29人的小企业则仅为39%；大中型企业职业健康检查的实施率约为100%，而1~4人的微型企业则低于20%；大中型企业劳动者千人事故与健康损害率为3‰，而10~29人的小企业则增加至18‰。

今后，伴随着我国经济的快速结构变化，预计中小企业数量也将出现极大的变化，而这些变化则进一步增加了本研究方向的重要性和紧迫性。

二、研究课题

针对中小企业职业健康问题的研究，在努力实施调查研究其实际状况的同时，更为重要的是针对中小企业职业健康存在的问题，大力开展解决问题型的研究。具体包括以下 6 项研究课题：

（1）研究便于中小企业实施的职业健康管理体系。

（2）研究适合于中小企业的经济、高效的职业健康管理技术。

（3）开发不同行业中小企业风险评价及其企业职业健康评估的方法。

（4）实施具有刺激效应的实践性、示范性中小企业帮扶体系研究。

（5）开发企业自主性管理所需知识、技术的系统化培训课程。

（6）包括中小企业均能方便应用的有关有害物质信息、改善作业环境案例、职业病危害事例、职业健康医师信息、职业健康技术服务机构信息等的数据库与网络平台的研究。

三、预期成果

（1）推进中小企业经济、高效职业健康管理技术的普及与应用。

（2）完善中小企业职业健康帮扶体制。

（3）降低中小企业职业健康损害的发生率并提高其职业健康水平。

（4）提高中小企业生产经营效率。

第五节　提高劳动生活质量与健康促进

一、重要性和紧迫性

近年来，劳动者对于提高劳动生活质量与增进健康水平的认识与需求不断提高。但是，基于工作场所存在的各种作业负荷与负担，劳动者的劳动生活质量与健康状况面临着极大的挑战。我国目前尚无具体针对职业人群的统计报告，日本 1999 年的定期健康检查结果显示，86541 家企业的 1143 万人中，指标异常人数为 490 万人（占 43%），其中，血脂异常 25%，肝功能异常 14%，血压异常 10%，听力异常（4000 Hz）9%，心电图异常 9%，血糖异常 8% 等。这些结果充分说明了实施保持与增进所有劳动者健康策略以及让受到一定健康损害人群能够舒适工作策略的重要性。

保持与增进健康策略主要包括实施各种健康检查、保健指导、全面健康促进、创建舒适化工作环境等。对于受到一定健康损害人群（患病人员与健康受损人员）的就业，则需要采取适当的综合措施，包括缩短劳动时间、限制劳动负荷、岗位调换、完善设备设施、改善作业方法以及回归工作场所所需的康复等措施。但是，用人单位在决定实施这些措施时，针对如何评价作业负荷与负担、如何评价劳动者的劳动能力以及如何判断岗位配置是否适当等，至今仍有许多不明确的地方。所以，为了创建人人享有健康、人人能够舒适工作的工作场所，实现综合性的职业健康管理策略，开展提高劳动生活质量与健康促进方向的研究非常重要。

二、研究课题

评价保持与增进健康策略的效果，从而采取更加有效的对策，以及无论劳动者有无健康损害，创建所有劳动者都能发挥其能力并能够舒适工作的工作场所，对于这一问题的研究具体包括以下 5 项研究课题：

（1）开发能够综合评价企业职业健康水平与生产能力的“企业健康指标”。

（2）开发基于劳动、环境、生活习惯等综合性健康风险评价的企业职业健康管理体系。

（3）开发更高水平增进健康效果的职业健康检查与保健指导方法。

（4）开发涵盖劳动者全生命周期的连续性保健体系。

（5）促进健康受损人员就业所需的作业负荷与负担评价方法、劳动能力评价方法以及改善工作场所的方法。

三、预期成果

（1）明确保持与增进健康策略的评价指标，从而推动采取更为有效的对策。

（2）进一步提高劳动生活的质量。

（3）推动创建所有健康损害人员都能持续工作的工作场所。

（4）有助于提高企业活力。

第四章 产业和社会变化所致劳动生活与职业健康问题研究领域的研究课题说明

第一节 多样化劳动方式与职业健康

一、重要性与紧迫性

当前，我国的产业结构发生了急速变化，同时也带来了企业劳动方式极大的变化。包括不规则劳动时间制度、夜班倒班的多样化、零工与劳务派遣增加等就业与雇佣形态的变化、24 小时营业店铺与看护养老等新业态的发展、企业国外施工、企业工作计算机化等，劳动形式在多个领域发生着变化。这些变化，也带来了精神性疲劳、夜班负担、职业健康技术服务难以顾及的业态增加等职业健康领域课题。在这些课题当中，作为工作场所劳动负荷因素具有较高的共通性与研究重要性和紧迫性的方向，是围绕劳动时间的问题。

二、研究课题

虽然关于就业形态多样化所涉及职业健康课题的研究具有很高的社会需求，但是，国内外以往的研究往往偏重于问题的分析，今后需要开展解决问题的实践性研究。具体包括以下 5 项研究课题：

（1）与工作相关疾病有关的工作状况因素及其影响健康研究。

（2）及早发现就业形态多样化及其所致影响健康问题的方法。

（3）关于多样化倒班作业等的职业健康影响的流行病学研究。

（4）依据工作任务特性来减少机体负担的倒班制度的设计方法。

（5）关于新劳动方式与职业健康的关系以及确保和提高劳动生活质量的研究。

三、预期成果

由于企业高效经营的需求、劳动者就业意识的变化、获得服务方对便利性的要求等诸多原因，将越来越促进就业与雇佣形态的多样化，因此，必须努力设法让这些社会变化与保护劳动者的健康与福祉能够一并发展。本课题的研究成果便是能够对此做出贡献。

第二节　信息技术（IT）与职业健康

一、重要性与紧迫性

工作场所的信息技术应用正在急速发展。当前，绝大多数用人单位的事务管理部门引入了计算机设备，大量的用人单位实现了利用计算机的内外互联网化。企业内的办公自动化和业务上应用互联网，是典型的信息技术化企业的象征。伴随国内外社会经济形势等变化出现的劳动方式多样化，便是以信息技术发展为背景的一个体现。因此，从职业健康角度来探讨与众多人群有关的信息技术应用问题，从而减少高度应用信息技术给劳动者带来的身心压力，确保劳动者的职业健康，便成了当前极为重要且紧急的研究方向。

二、研究课题

在信息化工作场所的劳动者的适应能力，基于其年龄和经验等存在很大的个人差异。在信息技术应用中，特别需要关注那些尚未具备适应能力的中高年龄段的劳动者。具体包括以下3项研究课题：

（1）劳动者对信息化工作场所适应状况的心理社会性与生理性研究。

（2）高度信息化与职业领域互联网化所致劳动负担的研究。

（3）开发工作场所引入并应用信息技术的人机工效学指南。

三、预期成果

明确伴随信息技术发展所带来的职业健康问题，不仅有助于实现自律性且多样化的劳动方式，而且，也可贡献于扩大老龄人员与残疾人员的就业机会，并带来巨大的社会效益。

第三节　精神健康与职业紧张

一、重要性与紧迫性

随着经济全球化和大竞争时代的到来，我国的产业结构、企业经营的发展方向和劳动方式也在急速的变化。当前，精神健康和工作场所紧张（压力）是所有劳动者所面临的问题，不仅容易导致劳动者对工作和职业生活抱有强烈不安、烦恼、压力，而且也是劳动者伤病缺勤的重要原因或诱因。据推测，就业人员自杀者中大约70%是源于抑郁病。而且有报告指出，由于工作场所的职业压力导致劳动者精神科出诊率增加了1.4~2.3倍，发生抑郁病的人数增加了5~14倍。

精神健康事关劳动者的工作价值（意义），也关系到劳动者的生活价值（意义）。国际劳工组织把职业紧张（压力）定位为当前工作场所最为重要的健康影响因素之一。为了减少这种人类与社会性的损失，针对精神健康以及职业紧张（压力）对策的研究，具有非常大的重要性和紧迫性。

二、研究课题

对于与精神健康损害相关的职业紧张，包括急性和慢性两种精神性以及机体性的负荷因素，截至目前，针对这两种因素已经开展了诸多研究。但是，对于职业紧张及其所引起机体反应的定量评价、机体反应的个体差异等方面，还有很多尚未清楚的问题。具体包括以下8项研究课题：

（1）开发有关精神健康的评价方法。

（2）构建健康工作场所及其在保护精神健康方面的效果的研究。

（3）关于促进精神健康受损人员回归工作的研究。

（4）职业紧张、紧张（压力）反应的定量评价方法。

（5）影响紧张（压力）反应个人差异的决定性因素。

（6）企业现场可实施的职业紧张对策及其有效性评价。

（7）评价企业文化与氛围的《企业诊断》方法。

（8）探讨伴随工作方法和工作意识变化所带来的劳动价值与生活价值的变化，以及研究让劳动者的工作富有这些价值的方法。

三、预期成果

（1）探明职业紧张（压力）的健康影响机制，建立预防对策，从而减少医疗费用以及劳动成本的损失。

（2）利用工作场所诊断，把握企业及其个人在精神健康方面的问题，进而明确实施精神健康对策所需的人力资源与组织体制，为企业组织改革提供指南，从而改善企业的精神健康对策，最终增加企业的生产效率。

（3）提高劳动者的劳动与生活质量。

（4）确保精神健康损害人员所在工作场所的舒适性和安全性。

第四节　女性劳动者健康

一、重要性与紧迫性

保证女性的劳动就业以及女性的健康，对于构建积极的男女共同参与的社会至关重要。我国采取的男女平等的就业政策，女性劳动者人数在劳动人口中占有非常高的比例。

从健康的观点来看女性的生命周期，不仅包括与男性不同的阶段，例如：月经、妊娠、生产、更年期等。而且，具有比男性肌力较弱等身体特征。此外，容易罹患骨质疏松症、贫血等健康损害。所以，为了实现男女共同积极参与的社会，必须建立适宜于女性特性的健康保护策略以及方便于女性工作的劳动条件与劳动环境。

二、研究课题

虽然针对女性工作的职业健康研究具有古老的历史，并积累了大量的研究成果，但是，针对各种工作场所有害因素对女性健康的影响以及性别差异方面，仍然有很多尚未清楚的领域。在当今女性就业范围不断扩大、劳动方式越来越多样化的发展过程中，考虑贯穿女性整个生命周期的职业健康至关重要，需要从医学策略和支撑持续就业策略两个方面进行研究。具体包括以下 4 项研究课题：

（1）关于女性从事夜班工作、倒班工作、长时间工作的母性保护研究。

（2）预防女性工作相关肌肉骨骼系统疾病的研究。

（3）化学物质等工作场所有害因素对生殖功能的影响及其预防。

（4）各种劳动负荷对母性影响的基础研究。

三、预期成果

（1）推动女性劳动者的健康保护与母性保护的发展。

（2）提高企业生产效率。

（3）推动形成男女共同积极参与的社会。

附件 1 美国国家职业安全卫生研究所 2019—2023 年财政年度战略计划

美国国家职业安全卫生研究所（National Institute for Occupational Safety and Health，简写 NIOSH），是由美国卫生、教育和福利部根据 1970 年颁布的《职业安全卫生法》组建的，主要从事职业安全与卫生科学研究，就与工作有关的伤害和疾病的预防提出建议，隶属于美国卫生与人力服务部疾病预防控制中心。

NIOSH 的主要研究任务：为制定职业安全卫生标准进行研究和提出新标准的建议；开展有关工人安全与卫生方面的研究以及工人的教育与培训工作；开发有关有毒物质、有害物理因素和有害物质的信息，确定保证工人安全所允许的暴露水平；探索新出现的职业安全卫生方面的问题；开展现场调查和职业卫生危害评价，以确定作业场所使用的有毒物质；通过与公共机构或私人组织签署合同、协议或其他工作安排，开展有关职业安全与卫生方面的研究。美国国家职业安全卫生研究所通过收集信息、开展科学研究、传播产品和服务知识，在全国乃至全球范围内为预防与工作相关的疾病、伤害、死亡方面发挥重要的作用。

美国国家职业安全与卫生研究所（NIOSH）在其官方网站（https：//www. cdc. gov/niosh/）公布了其 2019—2023 年财政年度科研和服务的战略计划，以解决目前不断变化着的影响劳动力的各种职业健康与安全危害。NIOSH 指出，目前美国经济的就业岗位继续从制造业转向服务业，出现了更长的工作时、紧凑的工作周、老龄化的劳动力、减少的工作保障以及兼职和临时工作等各种变化，这些变化对 NIOSH 来说是一个重大挑战，因为其掌控的资源有限，必须确立研究重点。

一、战略计划的制定

（一）背景

根据国家职业研究议程（National Occupational Research Agenda，简称 NORA）提供的框架，NIOSH 将其研究划分为部门内和跨部门项目。NORA 是一个由 NIOSH 管理的公私合作项目，旨在促进创新研究和改进工作场所的实践。其成立已近 30 年，由 17 个委员会组成。不同的利益相关方举行会议，就跨行业健康和安全问题制定跨行业的国家研究议程。NIOSH 内有 10 个部门项目侧重于工业界，7 个跨部门项目侧重于影响美国劳动人口的主要健康和安全问题。它们共同形成了一个 10×7 的项目网格，涵盖从基础研究到应用研究的核心和专业化项目，覆盖核心活动、任务、特别重点领域和方法。

（二）战略计划制定原则

NIOSH 基于其战略计划制定原则——“负担－需求－影响力”方法（Burden，Need，and Impact Method，简称 BNI 方法），确定研究的优先等级。BNI 方法的核心原则要求 NIOSH 必须做保护劳动力的最重要的工作。必须明确研究重点，以清晰和透明的方式指导有限资源的投入。必须依据负担、需要和影响力的证据来确定这些优先项。

NIOSH 指出，“负担”是对工作场所有关健康安全、经济或潜在经济负担风险和危害的衡量，是提供工作场所风险和危害的有关健康、安全和经济负担（或潜在负担）的证据。在考虑这些负担估计时，还将考虑负担评估证据的可靠性。对新出现的问题、未被研究的人群或危险，由于其新出现的性质而未被确立负担的，他们的潜在负担可以用很多以相同参数建立起的确定负担参数（如伤害、疾病、残疾和死亡的可能性）来描述。“需求”是指被提议的研究将要填补的知识缺口，能识别和处理利益相关者的需要。其同时还考虑了 NIOSH 相较于其他资助机构所具有的独特优势以及 NIOSH 可能为研究需要提供的独特资源。“影响力”是对每一研究项目如何解决负担和需求的评估，是 NIOSH 考虑研究的构思和可能解决需求的方式。影响力或潜在影响力有助于 NIOSH 考虑提议的研究是否可以创造新知识、引导他人采取行动、促进实际干预、采用新技术、制定循证指导、协助标准制定或促进其他中间结果，NIOSH 希望看到提议的研究能减少工伤、疾病、残疾或死亡，抑或提高工人的福祉。

（三）战略计划及层次结构

NIOSH 战略计划包含战略目标、中级目标和行动目标三个层次。战略目标是基于 NIOSH 研究项目综合确定的健康和安全结果制定的，范围很广。中级目标来自战略目标，行动目标来自中级目标。

NIOSH 制定的 7 个最能代表美国劳动力面临的健康和安全问题的战略目标是：

（1）减少职业性肿瘤、心血管疾病、不良生殖结局和其他慢性病。

（2）减少职业性听力损失。

（3）减少职业性免疫性疾病、传染性疾病和皮肤疾病。

（4）减少职业性肌肉骨骼疾患。

（5）减少职业性呼吸系统疾病。

（6）提高职业工作场所的安全性以减少职业性伤害。

（7）促进安全健康的工作设计与工作福祉。

战略目标是由中级目标和行动目标来支撑，以指导职业健康卫生与安全研究的重点以及服务工作。上述 7 个战略目标由中级目标和行动目标指导的研究项目和服务活动提供支撑。

中级目标要求相关机构和个人利用 NIOSH 的研究成果或产品，采取行动为既定的战略目标作出贡献。例如："保险公司（包括工伤补偿）、企业、决策者、专业协会和工会采取干预措施，防止和保护建筑工人高处跌落"的中级目标。

行动目标要求构建一个从研究到实践的连续统一体。NIOSH 将其研究分为基础/病因学、干预、转化和监测研究 4 类。例如：关于干预研究的行动目标是"进行干预研究，以提高和评估建筑工人高处跌落的预防和保护干预措施的有效性。"

研究项目的中级目标和行动目标是 NIOSH 通过一系列部门内、跨部门、核心和专业项目的代表会议制定的。同样，依据 BNI 原则，兼顾诸如国会和行政部门的授权，其他来源的利益相关者的投入，创新的想法和新兴的问题等外部因素，NIOSH 部门内、跨部门项目审查 NORA 目标草案，以决定哪些目标或目标中的哪些部分适合进而被采纳。

服务活动目标，则是根据 NIOSH 预期的未来五年最重要的活动制定的。

服务目标强调提高服务工作的质量、及时性和相关性。服务活动包含支持NIOSH使命或履行法定任务的非研究工作，也包含可以支持NIOSH内部和外部合作伙伴的研究工作。与研究项目目标不同，服务活动目标没有与NIOSH项目网格直接联系起来，因为是通过完全不同的流程实现的。

（四）资助及调整原则

NIOSH的资金将优先支持那些提出的工作能非常清晰地解决或支持战略目标和中级目标的外部申请。NIOSH已确定了2019—2023财年外部研究的优先目标。当然，NIOSH也会组织新的所内项目，以实现计划中所阐明的目标。NIOSH指出，五年计划期间新问题可能会出现或变得更加重要，优先项目可能会随情况的变化而更改。一些目标可能会因为已经实现而退出序列。NIOSH会依据当前或预期的负担、需求和影响力增加或删除议题，并且会通过资源配置来适应这些更改。

二、研究目标

NIOSH的研究项目是一个多部门和跨部门的网格结构，包括核心和专业项目。研究的中级目标和行动目标则由部门、跨部门和相关的核心和专业项目共享。中级目标，应用NIOSH研究结果和产出，详细说明要求外部利益相关方采取的行动。每一中级目标还附有基于BNI原则的关于负担和需求的描述，这些描述与相关的健康结果、研究重点、工作特征和研究类型的信息一起，指导研究者发现优先领域，当然也有新想法的灵活性。

1. 健康结果

健康结果是减少疾病、住院时间和死亡人数，以及改善健康和福祉。中级目标有时包含多个健康结果，因此本表提供了更大的专用性。例如：减少工作场所有害接触的目标可能有助于减少癌症和不良生殖结果。

2. 研究重点

研究重点指出项目想要解决的问题。例如：研究重点是可能导致疾病或伤害的危害暴露、工作组织的一个方面以及导致伤害、疾病或幸福感下降的危险因素或者一种伤害。

3. 工作特征

工作特征主要考虑从事特定工作或环境的工人，或具有特定危险接触的工人是存在问题最多的工人。在某些情况下，由于工作和安置安排的变化性质，增加的研究对象承受着巨大的压力。NIOSH 将工作按下列进行分类：

（1）标准工作。安全的或永久的（职业）安排。这些工人具有职工身份，工资稳定充足，享有医疗保险，带薪休假和退休福利，生活规律。全职工作时间安排，并有能力协商他们的时间安排和休假。

（2）非标准工作。与标准安排有某些不同的安排。

（3）特遣队工作人员。从事他们预期不会持续的工作的人。

（4）不稳定的就业。在一定程度上存在以下问题的就业：不安全感、临时性、易受不公平待遇、缺乏协商薪资、缺少福利、缺乏工作安排的能力、缺乏休假能力、缺乏包括失业和工伤保险在内的社会保障网络。

工作类别并非相互排斥。例如：在标准工作下的一些工人可能会受到不公平待遇，这是就业不稳定的一个特征。

中级目标表涉及另外两个作业人群：

（1）易受伤害的员工。不同的因素会使一些员工比其他人更容易受到工作场所疾病或伤害的影响。这些差异包括年龄、种族/民族、阶级、出生日期和性别等因素；此外，经济趋势，如临时劳动力的增长；组织因素，如企业规模，使易受伤害的员工与工作有关的养老和疾病的比例也有所上升。

（2）小型企业。出于大多数职业安全和健康研究的目的，NIOSH 认为小型企业的雇员少于 50 人。规模较小的企业用于职业安全和健康的资源往往较少，因为与规模较大的企业相比，它们面临的经济环境风险更大，财务限制也更大。

4. 研究类型

行动目标描述了 4 种从研究向实践（r2p）连续性转化的研究，每个行动目标包括研究类型、健康结果以及执行研究的部门。

NIOSH 将行动目标的研究分为基础/病因学、干预、转化和监测等 4 类研究。

（1）基础/病因学研究。为今后的干预措施奠定科学知识基础。大多数实验室研究都属于这一类，也属于暴露评估。

（2）干预研究。对职业安全与健康问题的解决方案或对现有干预措施的改进进行开发、测试或评估，包括工程控制、个人防护、培训和案例、用于告知和改变行为的其他书面材料以及其他职业安全健康解决方案。

（3）转化研究。将研究成果和理论知识转化为实践或技术的研究。

（4）监测。开发新的监测方法、监测工具和分析技术。

NIOSH健康领域项目涉及癌症、生殖、心血管和其他慢性疾病预防，听力损失预防，免疫、传染病和皮肤病预防，肌肉骨骼健康，呼吸系统健康，创伤性损伤预防，健康的工作设计和幸福感7个方面，NIOSH项目网格和各领域中级目标如下：

（1）农业，林业和渔业的中级目标包括：①1.1农药暴露和神经系统疾病。②1.2肾脏疾病。③3.1皮肤接触杀虫剂和机体负荷。④3.2传染病传播。⑤4.1接触振动和重复性动作。⑥5.1气道疾患。⑦6.1高危人群的外伤。

（2）建筑业的中级目标包括：①2.1工程控制，以减少噪声暴露。②2.2针对雇主和工人进行的听力损失预防教育。③4.2肌肉骨骼损伤与新兴技术（如机器人、外骨骼）。④5.2接触矿物粉尘。⑤5.3复合暴露。⑥6.2跌落。⑦6.3与新兴技术相关的伤害（如机器人、外骨骼）。⑧7.1非标准工作。

（3）医疗保健和社会援助的中级目标包括：①1.3不良生殖结果。②1.4工作组织与肿瘤、心血管疾病（CVD）。③3.3传染病传播。④3.4引起哮喘和其他免疫疾病的暴露。⑤4.8肌肉骨骼损伤介入。⑥5.4与工作有关的哮喘。⑦5.12间质/纤维化性肺病。⑧6.4由患者（人和动物）造成的伤害。⑨7.2劳动的组织。

（4）制造业的中级目标包括：①1.5接触致癌物。②1.6不良生殖结果。③1.7接触焊接烟雾和神经系统疾病。④2.3暴露于危险噪声和耳毒性化学物。⑤2.4针对雇主和工人进行的听力损失预防教育。⑥4.3肌肉骨骼疾患和新兴技术（如机器人、外骨骼）。⑦5.5粉尘引起的呼吸系统疾病。⑧5.6特定的气道疾病。⑨5.7与工作有关的哮喘。⑩6.5机械伤害。

（5）采矿业的中级目标包括：①1.8空气中有害污染物和肿瘤。②2.5噪声控制工程和听力损失监测。③4.4肌肉骨骼疾患风险因素。④5.8接触矿物粉尘。⑤5.9复合暴露。⑥6.6机械伤害。⑦6.7地面控制相关的伤害。⑧6.8与火灾和爆炸有关的外伤。⑨6.9过热暴露。⑩6.18滑倒、绊倒和坠落。⑪7.3劳动的组织和疲劳相关的伤害。

（6）油气开采的中级目标包括：①2.6暴露于危险噪声和耳毒性化学物。②3.5危险的皮肤接触。③5.10二氧化硅引起的呼吸系统疾病。④6.10机动车撞毁。

（7）公共安全的中级目标包括：①1.9接触致癌物质。②1.10心血管疾病

附表1-1 NIOSH项目网格和各领域中级目标

	癌症、生殖、心血管和其他慢性疾病预防	听力损失预防	免疫、传染病和皮肤病预防	肌肉骨骼健康	呼吸系统健康	创伤性损伤预防	健康的工作设计和幸福感
农业、林业和渔业	1.1 农药暴露和神经系统疾病 1.2 肾脏疾病		3.1 皮肤接触杀虫剂和机体负荷 3.2 传染病传播	4.1 接触振动和重复性动作	5.1 气道疾患	6.1 高危人群的外伤	
建筑业		2.1 工程控制，以减少噪声暴露 2.2 针对雇主和工人进行的听力损失预防教育		4.2 肌肉骨骼损伤与新兴技术（如机器人、外骨骼）	5.2 接触矿物粉尘 5.3 复合暴露	6.2 跌落 6.3 与新兴技术相关的伤害（如机器人、外骨骼）	7.1 非标准工作
医疗保健和社会援助	1.3 不良生殖结果 1.4 工作组织与肿瘤、心血管疾病（CVD）		3.3 传染病传播 3.4 引起哮喘和其他免疫疾病的暴露	4.8 肌肉骨骼损伤介入	5.4 与工作有关的哮喘 5.12 间质/纤维化性肺病	6.4 由患者（人和动物）造成的伤害	7.2 劳动的组织

附表 1-1（续）

	癌症、生殖、心血管和其他慢性疾病预防	听力损失预防	免疫、传染病和皮肤病预防	肌肉骨骼健康	呼吸系统健康	创伤性损伤预防	健康的工作设计和幸福感
制造业	1.5 接触致癌物质 1.6 不良生殖结果 1.7 接触焊接烟雾和神经系统疾病	2.3 暴露于危险噪声和耳毒性化学物 2.4 针对雇主和工人进行的听力损失预防教育		4.3 肌肉骨骼疾患和新兴技术（如机器人、外骨骼）	5.5 粉尘引起的呼吸系统疾病 5.6 特定的气道疾病 5.7 与工作有关的哮喘	6.5 机械伤害	
采矿业	1.8 空气中有害污染物和肿瘤	2.5 噪声控制工程与听力损失监测		4.4 肌肉骨骼疾患风险因素	5.8 接触矿物粉尘 5.9 复合暴露	6.6 机械伤害 6.7 地面控制相关的伤害 6.8 与火灾和爆炸有关的外伤 6.9 过热暴露 6.18 滑倒、绊倒和坠落	7.3 劳动的组织和疲劳相关的伤害
油气开采业		2.6 暴露于危险噪声和耳毒性化学物	3.5 危险的皮肤接触		5.10 二氧化硅引起的呼吸系统疾病	6.10 机动车撞毁	
公共安全	1.9 接触致癌物质 1.10 心血管疾病的危险因素		3.6 传染病传播 3.7 非法药物的有害接触		5.11 特定气道疾病	6.11 机动车撞毁 6.12 工作场所暴力	7.4 劳动的组织和创伤后应激障碍、自杀和抑郁

附表 1-1（续）

	癌症、生殖、心血管和其他慢性疾病预防	听力损失预防	免疫、传染病和皮肤病预防	肌肉骨骼健康	呼吸系统健康	创伤性损伤预防	健康的工作设计和幸福感
服务业	1.11 心血管疾病的危险因素和负担 1.12 不良生殖结果	2.7 暴露于危险噪声		4.5 背部受伤的风险因素		6.13 跌落	7.5 非标准工作
运输，仓储和公用事业	1.13 心血管疾病和肥胖、劳动的组织					6.14 运输事故 6.15 机械伤害	7.6 劳动的组织与肥胖/慢性病 7.7 劳动的组织和疲劳相关的伤害 7.8 紧张/疲劳和人机交互作用
批发及零售贸易				4.6 老年工人的肌肉骨骼疾患 4.7 肌肉骨骼疾患和新兴技术（如机器人、外骨骼）		6.16 跌落 6.17 机动车撞毁	7.9 劳动的组织和肌肉骨骼疾患

的危险因素。③3.6传染病传播。④3.7非法药物的有害接触。⑤5.11特定气道疾病。⑥6.11机动车撞毁。⑦6.12工作场所暴力。⑧7.4劳动的组织和创伤后应激障碍，自杀和抑郁症。

（8）服务业的中级目标包括：①1.11心血管疾病的危险因素和负担。②1.12不良生殖结果。③2.7暴露于危险噪声。④4.5背部受伤的风险因素。⑤6.13跌落。⑥7.5非标准工作。

（9）运输，仓储和公用事业的中级目标包括：①1.13心血管疾病和肥胖、劳动的组织。②6.14运输事故。③6.15机械伤害。④7.6劳动的组织和肥胖/慢性病。⑤7.7劳动的组织和疲劳相关的伤害。⑥7.8紧张/疲劳和人机交互作用。

（10）批发和零售贸易的中级目标包括：①4.6老年工人的肌肉骨骼疾患。②4.7肌肉骨骼疾患和新兴技术（如机器人、外骨骼）。③6.16跌落。④6.17机动车撞毁。⑤7.9劳动的组织和肌肉骨骼疾患。

NIOSH项目网格和各领域中级目标详见附表1-1。

1. 癌症、生殖、心血管和其他慢性疾病预防

1.1 农业、林业和渔业农药暴露和神经系统疾病

参与核心和专业项目：权威建议、工程控制、暴露评估、纳米技术研究中心和职业健康公平。

政府机构、雇主、非政府组织、工人和研究人员使用NIOSH信息来预防与农民接触杀虫剂有关的神经系统疾病。

	健康结果	研究重点	研究对象	研究类型
A	神经系统疾病	长期不同程度接触杀虫剂对健康的影响	农业和林业分部门、脆弱人口（移徙工人、老年工人）	基础/病因学监测研究
B	神经系统疾病	接触评估和新工具（特别是快速评估工具）	农业和林业分部门	基础/病因学
C	神经系统疾病	干预措施（如培训计划、产品替代测试）	农业和林业分部门，弱势群体	干预
D	**神经系统疾病**	**有效实施策略**	**农业和林业分部门，弱势群体**	**转化**

注：上表粗体目标是校外研究的重点。

行动目标 1.1.1（基础/病因学研究）：开展基础/病因学研究，更好地了解农林工作者长期接触农药与神经系统疾病的关系。

行动目标 1.1.2（干预研究）：开展研究，以制定和评估干预措施的有效性，减少农林工作者因接触杀虫剂而导致的神经系统疾病。

行动目标 1.1.3（转化研究）：开展转化研究，了解农林工作者在实施有效干预措施以减少农药接触造成的神经系统疾病方面的问题和需求。

1.2　农业、林业和渔业的肾脏疾病

非政府组织、国际组织和雇主使用 NIOSH 信息减少农民职业接触有关的肾脏疾病。

	健康结果	研究重点	研究对象	研究类型
A	肾脏疾病	病因不明的慢性肾脏疾病暴露评估	农业分部门，林业分部门	基础/病因学
B	肾脏疾病	相关农药监测	农业分部门，林业分部门	监测研究

行动目标 1.2.1（基础/病因学研究）：开展基础/病因学研究，更好地了解农民病因不明的慢性肾脏疾病。

行动目标 1.2.2（监测研究）：开展监测研究，更好地了解农民慢性肾脏疾病问题。

1.3　医疗保健和社会援助的不良生殖结果

参与核心和专业项目：权威建议、工程控制、暴露评估、纳米技术研究中心和职业健康公平。

雇主、工人和制造商使用 NIOSH 信息，以减少导致卫生保健和社会援助工作者罹患癌症和不良生殖结果的危险接触。

	健康结果	研究重点	研究对象	研究类型
A	癌症，不良生殖结果	开发封闭的药物转移系统	管理、处理危险药物的医务人员（包括人类、兽医）	干预
B	癌症，不良生殖结果	发展接触控制，包括危险药物的局部排气通风	使用危险药物（包括人用和兽医用）的住院和门诊的管理人员和工作人员	干预

（续）

	健康结果	研究重点	研究对象	研究类型
C	癌症（及传染病）	发展暴露控制，包括外科手术烟雾的局部排放	人类外科，人类门诊，兽医工作设置	干预
D	生殖不良，癌症	发展暴露控制，包括麻醉废物的局部排放	麻醉气体管理人员和使用麻醉气体的工作人员，或照顾麻醉气体施用后康复的病人类，特别是康复室护士（包括人类、兽医）	干预
E	**癌症，不良生殖结果**	**坚持安全处理危险药品的指导**	**工作范围设置，如药房、门诊、兽医**	**干预 转化**
F	癌症	开发用于环境评估和危险监测的暴露评估工具	护士及其他可能致癌的人士（包括人类、兽医）	基础/病因学 监测研究

注：上表粗体目标是校外研究的重点。

行动目标 1.3.1（基础/病因学研究）：开展基础/病因学研究，更好地评估暴露水平与癌症风险以及医疗和社会援助中不良生殖结果之间的关系。

行动目标 1.3.2（干预研究）：开展研究，以制定和评估干预措施的有效性，防止卫生保健和社会援助工作者接触与癌症和不良生殖结果有关的危险药物和其他化学品。

行动目标 1.3.3（转化研究）：开展转化研究，了解在卫生保健和社会援助工作者中安全处理与癌症和不良生殖结果有关的危险药物和其他化学品的最佳做法方面存在的障碍和艾滋病。

行动目标 1.3.4（监测研究）：开展监测研究，以开发新的工具和方法，评估与工作有关的医疗和社会援助工作者接触致癌物质的问题。

1.4　医疗保健和社会援助的工作组织与肿瘤、心血管疾病（CVD）

雇主和工人使用 NIOSH 信息，以减轻工作组织的影响，帮助预防癌症和心血管疾病的医疗和社会援助工作者。

	健康结果	研究重点	研究对象	研究类型
A	癌症、心血管疾病	工作压力、焦虑、抑郁、工作组织不佳导致的疲劳	护士，特定类型的医生，家庭卫生保健工作者，环境服务工作者，兽医/动物护理工作者	基础/病因学

行动目标1.4.1（基础/病因学研究）：开展基础/病因学研究，更好地了解医疗和社会救助中工作组织与癌症、工作组织与心血管疾病的关系。

1.5　制造业中的可接触致癌物质

参与核心和专业项目：权威建议、工程控制、暴露评估、纳米技术研究中心和职业健康公平。

雇主、工人及其代表、研究人员、安全和卫生专业人员以及权威机构使用NIOSH信息来防止制造业工人接触已知或可疑的致癌物质。

	健康结果	研究重点	研究对象	研究类型
A	癌症、心血管疾病	接触纳米材料（如碳纳米颗粒）	先进制造业的工人，使用或制造纳米材料的制造商	基础/病因学 干预
B	癌症	接触焊接烟雾	从事焊接工作的人员	基础/病因学 干预
C	癌症	接触增塑剂和阻燃剂	制造或使用增塑剂、阻燃剂的	基础/病因学 干预

行动目标1.5.1（基础/病因学研究）：开展基础/病因学研究，更好地了解制造业工人接触高优先级药物与癌症之间的关系。

行动目标1.5.2（干预研究）：开展研究，以制定和评估干预措施的有效性，防止制造业工人接触与癌症有关的高优先级制剂。

1.6　制造业中的不良生殖结果

雇主、工人及其代表、研究人员、安全和卫生专业人员以及权威机构使用NIOSH信息来防止制造业工人的不良生殖结果。

	健康结果	研究重点	研究对象	研究类型
A	不良生殖结果	接触内分泌干扰物（如BPA）	受辐射工人（男女）	基础/病因学 干预

（续）

	健康结果	研究重点	研究对象	研究类型
B	不良生殖结果	接触溶剂	受辐射工人（男女）	基础/病因学
C	不良生殖结果	接触重金属	受辐射工人（男女）	基础/病因学 干预

行动目标1.6.1（基础/病因学研究）：开展基础/病因学研究，更好地理解高优先制剂暴露与制造业工人不良生殖结果之间的关系。

行动目标1.6.2（干预研究）：开展研究，以制定和评估干预措施的有效性，防止生产工人接触与不良生殖结果相关的高优先级制剂。

1.7 制造业中的接触焊接烟雾和神经系统疾病

雇主、工人及其代表、研究人员、安全和健康专业人员以及权威机构使用NIOSH信息来预防制造工人中的神经系统疾病。

	健康结果	研究重点	研究对象	研究类型
A	神经系统疾病	焊接烟雾暴露	从事焊接工作的人员	基础/病因学 干预

行动目标1.7.1（基础/病因学研究）：开展基础/病因学研究，更好地了解制造业工人接触焊接烟雾与神经系统疾病的关系。

行动目标1.7.2（干预研究）：开展干预研究，开发和评估焊接烟尘干预措施预防制造业工人神经系统疾病的有效性。

1.8 采矿业中的空气中有害污染物和肿瘤

参与核心和专业项目：暴露评估和个人防护技术。

工业界、学术界和其他政府机构利用NIOSH信息减少接触有害空气污染物，以减少煤矿工人的肺癌和间皮瘤。

	健康结果	研究重点	研究对象	研究类型
A	肺癌、间皮瘤	长条形矿物颗粒（特别是角石）暴露	金属/非金属矿山	基础/病因学
B	肺癌	柴油废气暴露	金属/非金属，煤炭，石、砂、砾石矿山	干预
C	肺癌	开发更准确、更及时的石英晶体监测系统	金属/非金属，煤炭，石、砂、砾石矿山	基础/病因学 干预

（续）

	健康结果	研究重点	研究对象	研究类型
D	肺癌	晶体二氧化硅暴露	金属/非金属，煤炭，石、砂、砾石矿山	基础/病因学 干预
E	肺癌	已知或怀疑致癌物质（如氡）的接触评估	地下矿山	基础/病因学

行动目标1.8.1（基础/病因学研究）：开展基础/病因学研究，更好地了解矿山工人接触有害空气污染物与肺癌、间皮瘤的关系。

行动目标1.8.2（干预研究）：开展研究，开发和评估晶体二氧化硅和柴油废气暴露干预措施的有效性，以减少暴露，预防采矿工人肺癌。

1.9　公共安全中的接触致癌物质

参与核心和专业项目：应急准备和响应以及个人防护技术。

管理团体、劳工组织和共识标准机构使用NIOSH信息来防止公共安全工作者接触已知或可疑的致癌物质。

	健康结果	研究重点	研究对象	研究类型
A	癌症	结构作业和大修作业期间的暴露	消防服务界别分组	基础/病因学
B	癌症	超航作业时的呼吸保护	消防服务界别分组	干预
C	**癌症**	**大修作业时的呼吸保护**	**消防服务界别分组**	**转化**
D	癌症	因佩戴受污染的齿轮而暴露	消防服务界别分组	干预
E	癌症	接触评估，特别是直接读数	消防服务界别分组	基础/病因学
F	癌症	了解轮班工作和癌症之间的联系	修正和子行业执法	基础/病因学 监测研究

注：上表粗体目标是校外研究的重点。

行动目标1.9.1（基础/病因学研究）：开展基础/病因学研究，更好地了解消防、惩教和执法人员暴露与癌症之间的关系。

行动目标1.9.2（干预研究）：开展研究，以制定和评估干预措施的有效性，减少消防工作人员接触致癌物。

行动目标 1.9.3（转化研究）：开展转化研究，了解实施有效干预措施的问题和需求，特别是与 PPE 有关的干预措施，防止消防工作人员接触致癌物质。

行动目标 1.9.4（监测研究）：开展监测研究，以开发新的工具和方法来识别癌症风险，并了解矫正和执法人员中这些风险的严重程度。

1.10　公共安全中的心血管疾病的危险因素

共识标准机构、劳工组织和管理团体使用 NIOSH 信息减少导致公共安全工作者心血管疾病的危险因素。

	健康结果	研究重点	研究对象	研究类型
A	心血管疾病	危险暴露（如颗粒物、热量）	消防处及野地防火分区	基础/病因学
B	心血管疾病	工作压力、工作组织因素、非职业危险因素（如高血压、肥胖、吸烟）	惩教、执法、紧急医疗服务及消防服务界别分组	基础/病因学 监测研究
C	**心血管疾病**	**减少已知的非职业危险因素**	**惩教、执法、特快专递及消防服务界别分组**	**干预 转化**
D	**心血管疾病**	**呼吸和热保护，其他灭火措施**	**消防服务界别分组**	**干预 转化**

注：上表粗体目标是校外研究的重点。

行动目标 1.10.1（基础/病因学研究）：开展基础/病因学研究，更好地了解公共安全工作者暴露与心血管疾病的关系。

行动目标 1.10.2（干预研究）：开展干预研究，以制定和评估干预措施的有效性，减轻消防和野地消防人员心血管疾病的风险因素。

行动目标 1.10.3（转化研究）：开展转化研究，了解在消防队和野地消防员中实施有效心血管健康干预的问题和需求。

行动目标 1.10.4（监测研究）：开展监测研究，以开发新的工具和方法跟踪公共安全工作者心血管疾病的职业和非职业危险因素。

1.11　服务业中的心血管疾病的危险因素和负担

参与核心和专业项目：接触评估、职业健康公平、职业健康与安全与环境、小企业援助和监督。

雇主、工人、研究人员和非政府组织使用NIOSH信息修改工作实践，以减少服务工人中的心血管疾病。

	健康结果	研究重点	研究对象	研究类型
A	心血管疾病	了解工作压力是一个危险因素	小企业，教师，移民	基础/病因学 干预
B	心血管疾病	理解轮班工作是一个风险因素	小企业，轮班工人，移民	基础/病因学 干预
C	心血管疾病	责任描述	所有服务人员（特别是行政及支援、废物管理及补救服务界别分组、住宿及饮食服务界别分组的人员）	监测研究

行动目标1.11.1（基础/病因学研究）：开展基础/病因学研究，更好地了解服务人员心血管疾病与压力、轮班工作的关系。

行动目标1.11.2（干预研究）：开展干预研究，以制定和评估干预措施对降低服务工作者心血管疾病风险因素的有效性。

行动目标1.11.3（监测研究）：开发新的监测方法，以改善服务工作者心血管疾病问题及其危险因素的特征。

1.12　服务业中的不良生殖结果

雇主、卫生保健提供者和非政府组织使用NIOSH信息来减少服务工作者的不良生殖结果。

	健康结果	研究重点	研究对象	研究类型
A	不良生殖结果	化学风险敞口	移民，年轻女性，个人服务人员，小企业	基础/病因学 监测研究
B	**不良生殖结果**	**化学风险敞口**	**美甲和发廊的工人，小企业**	**干预** **转化**

注：上表粗体目标是校外研究的重点。

行动目标1.12.1（基础/病因学研究）：开展基础/病因学研究，更好地了解个人护理服务行业工作人员接触化学品与不良生殖结果之间的关系。

行动目标1.12.2（干预研究）：开展干预研究，以制定和评估干预措施的有效性，减少与美甲沙龙工作人员生殖不良后果相关的化学接触。

行动目标1.12.3（转化研究）：开展转化研究，了解实施有效干预措施以减少与美甲沙龙工作人员不良生殖结果相关的化学物质接触的问题和需求。

行动目标1.12.4（监测研究）：制定新的监测方法，衡量服务业工人接触化学品的问题和不良生殖结果。

1.13　运输，仓储和公用事业中的心血管疾病和肥胖、劳动的组织

联邦机构、行业协会、劳工组织、雇主、所有者/经营者和研究人员使用NIOSH信息减少运输、仓储和公用事业工人的心血管疾病。

	健康结果	研究重点	研究对象	研究类型
A	心血管疾病	解决肥胖危险因素的最佳干预措施	长途卡车司机，短途卡车司机，公共汽车和运输，铁路，海运，快递和信使	干预
B	**心血管疾病**	**减少风险因素的最佳沟通方法，调整来自其他部门的干预措施**	**长途卡车司机**	**干预** **转化**
C	心血管疾病	工作组织最佳实践（如睡眠和团队管理）	非标准作业人员，长途货车司机，短途货车司机，巴士及运输工具，铁路，海事，快递及送信人	基础/病因学 干预

注：上表粗体目标是校外研究的重点。

行动目标1.13.1（基础/病因学研究）：开展基础/病因学研究，更好地了解TWU员工工作组织因素与心血管疾病的关系。

行动目标1.13.2（干预研究）：开展干预研究，以制定和评估干预措施在TWU员工中降低心血管疾病风险因素的有效性。

行动目标1.13.3（转化研究）：开展转化研究，了解TWU员工实施心血管危险因素干预的问题和需求。

2. 听力损失预防

2.1 建筑业中的工程控制，以减少噪声暴露

参与核心和专业项目：直读和传感器技术中心、工程控制、职业健康公平、安全熟练的劳动力、小型企业援助和监督。

制造商、设备采购商和保险公司（包括工伤补偿）采用工程控制，以减少建筑工人接触有害噪声的机会。

	健康结果	研究重点	研究对象	研究类型
A	听力损失	增加噪声较低设备及车辆的供应及需求（斜口锤、封闭的士、重型设备）	钢铁工人，焊接工人，石匠，锅炉制造商，劳动者，小企业，风险过高的工人*	干预
B	听力损失	转化来自采矿和其他行业的解决方案（风机、旋转钻井）	公路建设，劳动者，小企业，风险过高的工人*	干预
C	**听力损失**	**开发更安静的手动工具的供应和需求**	**劳动者，木匠，锅炉制造商，风险过高的工人*、小企业**	**干预 转化**

注：上表粗体目标是校外研究的重点。

*例如：非标准工人、新工人、老工人、青年工人、英语为第二语言的工人。

行动目标2.1.1（干预研究）：开展干预研究，以制定和评估噪声工程控制干预措施的有效性，减少建筑工人的听力损失。

行动目标2.1.2（转化研究）：进行转化研究，了解实施有效噪声工程控制以减少建筑工人听力损失的问题和需求。

2.2 建筑业中的针对雇主和工人进行的听力损失预防教育

雇主和监工使用NIOSH教育工具和资源，防止建筑工人接触有害噪声。

	健康结果	**研究重点**	**研究对象**	**研究类型**
A	**听力损失**	**适合度测试（自愿共识标准，增加可用性）**	**处于噪声暴露的工人**	**转化**
B	**听力损失**	**培训和认识（雇主、主管和工人，应用程序）**	**噪声暴露在工人身上，工人处于不成比例的风险***	**干预 转化**

注：上表粗体目标是校外研究的重点。

*例如：非标准工人、新工人、老工人、青年工人、英语为第二语言的工人。

行动目标2. 2. 1（干预研究）：开展干预研究，以制定和评估噪声教育和认识干预措施在建筑行业减少听力损失的有效性。

行动目标2. 2. 2（转化研究）：开展转化研究，了解实施的问题和需求。有效的噪声教育及预防措施，以降低建造业的听觉损失。

2. 3 制造业中的暴露于危险噪声和耳毒性化学物

参与核心和专业项目：直读和传感器技术中心、工程控制、职业健康公平、设计预防、小企业援助和监测。

雇主、安全专业人员、工人和共识标准组织使用NIOSH信息来减少制造工人中的噪声和耳毒性化学物质的暴露。

	健康结果	研究重点	研究对象	研究类型
A	听力损失	制定更新的损害/风险建议	锻造工厂工人，以及其他金属和家具制造行业的工人	基础/病因学
B	听力损失	开发脉冲噪声听力保护	锻造工厂，以及其他金属和家具制造分部门	干预
C	听力损失	了解脉冲噪声的问题	锻造工厂，以及其他金属和家具制造工厂	监测研究
D	听力损失	理解脉冲和连续噪声的组合	处在噪声暴露的制造业工人	监测研究
E	听力损失	耳毒性化学品暴露	制造业工人（特别是石油和煤炭产品、皮革、玻璃纤维）	监测研究

行动目标2. 3. 1（基础/病因学研究）：对脉冲噪声进行基础/病因学研究，更新损伤/风险标准，降低制造业工人的听力损失。

行动目标2. 3. 2（干预研究）：开展干预研究，制定和评估对脉冲噪声的保护措施的有效性，以减少制造业工人的听力损失。

行动目标2. 3. 3（监测研究）：开展监测研究，开发新的工具和方法，更好地了解制造业工人噪声超标的问题。

2. 4 制造业中的针对雇主和工人进行听力损失预防教育

雇主、工人、听力保护提供者、健康和安全供应商以及安全专业人员使用

NIOSH教育工具和资源，防止制造工人接触有害噪声。

	健康结果	研究重点	研究对象	研究类型
A	**听力损失**	**将新技术融入教育（如声音APP、合适的测验）**	**受噪声影响的制造业工人（特别是小型企业）**	**转化**
B	听力损失	教育干预的有效性	受噪声影响的制造业工人（特别是小型企业）	干预

注：上表粗体目标是校外研究的重点。

行动目标2.4.1（干预研究）：开展干预研究，开发和评估教育干预措施预防制造业工人听力损失的有效性。

行动目标2.4.2（转化研究）：进行转化研究，了解新技术融入制造业听力预防教育中的问题和需求。

2.5 采矿业的噪声控制工程与听力损失监测

参与核心和专业项目：直读和传感器技术中心、工程控制和监控。

行业、学术界和其他政府机构使用NIOSH信息来减少矿工的听力损失。

	健康结果	研究重点	研究对象	研究类型
A	听力损失	矿山设备噪声控制	金属/非金属矿山	干预
B	听力损失	听力保护的方法	石、砂、砾石矿山	干预 监测研究
C	听力损失	设计静音（制造静音设备）	所有矿山（特别是煤炭、金属/非金属）	干预
D	听力损失	了解累积噪声暴露水平	在矿山工作的非机械操作工	监测研究

行动目标2.5.1（干预研究）：开展干预研究，以制定和评估干预措施的有效性，防止采矿工人过度暴露在噪声中。

行动目标2.5.2（监测研究）：开展监测研究，开发新的方法和工具，跟踪噪声暴露情况，减少采矿工人的听力损失。

2.6 油气开采业的暴露于危险噪声和耳毒性化学物

参与核心和专业项目：工程控制、小企业援助、监控和转化研究。

雇主、设备制造商、专业协会和工人使用NIOSH信息，防止油气开采工人接触有害噪声。

	健康结果	研究重点	研究对象	研究类型
A	听力损失	工地噪声源的辨识	钻井承包商，油井服务承包商，小企业	监测研究 基础/病因学
B	听力损失	暴露于带有柴油机的大型设备的噪声和耳毒性化学物质中	钻井承包商，油井服务承包商，小企业	干预
C	**听力损失**	**有效使用个人防护装备（PPE）**	**钻井承包商，油井服务承包商，小企业**	**转化**

注：上表粗体目标是校外研究的重点。

行动目标2.6.1（基础/病因学研究）：开展基础/病因学研究，更好地了解油气开采现场噪声暴露源。

行动目标2.6.2（干预研究）：开展干预研究，制定和评估干预措施的有效性，以防止油气开采工人的噪声过度暴露。

行动目标2.6.3（转化研究）：进行转化研究，了解油气开采工人有效使用PPE预防听力损失的问题和需求。

行动目标2.6.4（监测研究）：开展监测研究，更好地了解油气开采行业的听力损失问题和噪声源。

2.7　服务业的暴露于危险噪声

参与核心和专业项目：职业健康公平、小企业援助、安全技能培训和监督。

雇主、工人、设备制造商、非政府组织和供应商使用NIOSH信息，减少楼宇维修工人及服务行业小型企业的听力损失。

	健康结果	研究重点	研究对象	研究类型
A	**听力损失**	**过度暴露于噪声中（间歇使用噪声大的设备）**	**建筑服务工人，艺术及娱乐界别分组，小型企业**	**干预** **转化**
B	**听力损失**	**缺乏对噪声危害及如何保护听力的认识**	**建筑服务工人，艺术及娱乐界别分组，小型企业**	**转化**
C	听力损失	描述噪声暴露和听力损失的普遍性	建筑服务工人，艺术及娱乐界别分组，小型企业	基础/病因学 监测研究

注：上表粗体目标是校外研究的重点。

行动目标 2.7.1（基础/病因学研究）：进行基础/病因学研究，更好地确定建筑服务和服务行业艺术及娱乐工作者的噪声暴露情况。

行动目标 2.7.2（干预研究）：进行干预研究，以制订及评估干预措施的成效，减少楼宇服务及服务行业的艺术及娱乐工作者接触噪声的机会。

行动目标 2.7.3（转化研究）：开展转化研究，了解在建筑服务和服务行业文艺工作者中实施有效的听力保护干预措施的问题和需求。

行动目标 2.7.4（监测研究）：进行监测研究，更好地描述建筑服务和服务行业的艺术和娱乐工作者的听力损失情况。

3. 免疫、传染病和皮肤病预防

3.1　农业、林业和渔业中的皮肤接触杀虫剂和机体负荷

参与核心和专业项目：权威建议、应急准备和响应。

决策者、联邦和州机构以及研究人员将 NIOSH 数据纳入风险评估战略，以减少农民接触杀虫剂造成的真皮疾病和全身问题。

	健康结果	研究重点	研究对象	研究类型
A	局部和全身毒性	了解农药和除草剂在皮肤中的暴露和渗透情况	农业和林业分部门，弱势群体	基础/病因学

行动目标 3.1.1（基础/病因学研究）：开展基础/病因学研究，更好地了解农林工作者接触和渗透农药、除草剂的情况。

3.2　农业、林业和渔业中的传染病传播

雇主、工人、其他政府机构、非政府组织和专业协会使用 NIOSH 信息防止人畜共患疾病从动物传播给农民。

	健康结果	研究重点	研究对象	研究类型
A	传染病	了解疾病在动物之间的传播（如禽流感和猪流感，未知和新出现的感染）	牲畜农民	基础/病因学 监测研究

行动目标 3.2.1（基础/病因学研究）：开展基础/病因学研究，更好地了解农民与家畜之间的传染病传播情况。

行动目标 3.2.2（监测研究）：开展监测研究，以开发新的方法和工具，跟踪农民和牲畜之间的传染病传播。

3.3 医疗保健和社会援助中的传染病传播

参与核心和专业项目：权威建议、应急准备和响应、暴露评估、个人防护技术、转化研究。

雇主、工人、专业协会和制造商使用 NIOSH 信息来防止病原体（包括耐药微生物）在人类和兽医卫生保健环境中的工人之间传播。

	健康结果	研究重点	研究对象	研究类型
A	**血源性病原体感染**	**利器伤害预防技术**	**管理人员，使用利器的工人**	**干预**
B	**血源性病原体感染**	**预防利器损伤（安全培养）**	**管理人员，工人（人类或兽医机构）**	**转化**
C	血源性病原体感染	锐器伤报告	管理人员，使用利器的工人	监测研究
D	流感和新出现的与工作有关的病原体感染	理解传输方式	儿科、急症护理、日托中心以及其他需要应对疾病暴发的工作人员（包括人类、兽医）	基础/病因学
E	流感和其他与卫生保健有关的感染	紫外线杀菌辐照实用，表面消毒	儿科、急症护理、日托中心以及其他需要应对疾病暴发的工作人员（包括人类、兽医）	干预
F	**流感和其他疫苗可预防的疾病**	**未接种疫苗**	**所有医疗和虚拟机/交互工作人员**	**转化**
G	**透过接触/飞沫传播的流感及其他疾病**	**未细致洗手**	**所有医疗和虚拟机/交互工作人员**	**转化**
H	**流感及其他与工作有关的传染病**	**个人防护装备（如防护用品如防护服、手套、护眼用品等，呼吸保护）**	**所有医疗和虚拟机/交互工作人员**	**干预 转化**
I	流行感冒	监控系统中缺乏行业/职业变量	医院、紧急护理、收容所的工作人员，以及应对疫情所需的其他人员（包括人类、兽医）	监测研究

（续）

	健康结果	研究重点	研究对象	研究类型
J	肺结核	快速识别和隔离传染性个人	医院、紧急护理、收容所的工作人员，以及应对疫情所需的其他人员（包括人类、兽医）	基础/病因学
K	**耐药微生物感染**	**实施现有建议的障碍**	**医院、紧急护理、收容所的工作人员，以及应对疫情所需的其他人员（人或兽医）**	**转化**
L	肺结核	改进与工作有关的传播监测	所有卫生保健工作者	监测研究
M	人畜共患疾病	提高监测	虚拟机/交互工作人员	监测研究

注：上表粗体目标是校外研究的重点。

行动目标3.3.1（基础/病因学研究）：开展基础/病因学研究，更好地了解卫生保健环境中的流感空气生物学和传播情况，并开发改进的方法，快速识别活动性结核病患者。

行动目标3.3.2（干预研究）：开展干预研究，以制定和评估在人类和兽医卫生保健环境中预防与工作有关的传染病在工人之间传播的干预措施的有效性。

行动目标3.3.3（转化研究）：开展转化研究，了解在人类和兽医卫生保健环境中预防与工作有关的传染病传播实施最佳实践的问题和需求。

行动目标3.3.4（监测研究）：开展监测研究，评估和跟踪人类和兽医卫生保健机构工作人员中与工作有关的传染病问题。

3.4　医疗保健和社会援助中的引起哮喘和其他免疫疾病的暴露

雇主、工人、专业协会和其他机构使用NIOSH信息，防止医疗和社会援助工作者接触导致免疫疾病的化学物质。

	健康结果	研究重点	研究对象	研究类型
A	皮炎	新型药剂的暴露性	家庭卫生保健工作者	基础/病因学
B	哮喘	接触清洁剂和消毒剂	保洁，护理员，护士	基础/病因学

（续）

	健康结果	研究重点	研究对象	研究类型
C	慢性低剂量照射的影响	接触清洁剂和消毒剂	保洁，护理员，护士	基础/病因学
D	哮喘	遵守正确用法：清洁剂	保洁，护理员，护士	基础/病因学
E	**哮喘**	**接触外科手术烟雾**	**在住院部和门诊部使用手术设施的工作人员**	**转化**
F	**皮炎**	**使用乳胶手套和消毒剂**	**护士**	**基础/病因学**
G	**免疫性疾病**	**接触雾化性药物**	**呼吸内科医师**	**基础/病因学 干预**
H	**传染病**	**宿主敏感性**	**年老的工人，患有慢性病的工人**	**基础/病因学**

注：上表粗体目标是校外研究的重点。

行动目标3.4.1（基础/病因学研究）：开展基础/病因学研究，更好地表征危险化学品暴露特征，了解卫生保健和社会救助工作者危险暴露与免疫疾病的关系。

行动目标3.4.2（干预研究）：开展干预研究，以制定和评估干预措施的有效性，防止卫生保健和社会援助工作者接触与免疫疾病有关的雾化药物。

行动目标3.4.3（转化研究）：开展转化研究，了解卫生保健和社会救助工作场所与免疫疾病有关的清洁剂和消毒剂实施最佳实践的问题和需求。

3.5　油气开采业中的危险的皮肤接触

参与核心和专业项目：权威建议、工程控制、暴露评估和小企业援助

雇主、决策者、行业协会和制造商使用NIOSH信息来防止油气开采工人皮肤接触有害的物质。

	健康结果	研究重点	研究对象	研究类型
A	未知（可能是皮炎、器官毒性）	有害皮肤暴露（如钻井液）	钻井承包商，小企业	基础/病因学 干预

行动目标3.5.1（基础/病因学研究）：开展基础/病因学研究，更好地表征油气采掘工人接触钻井液的皮肤特征。

行动目标3.5.2（干预研究）：开展干预研究，以制定和评估干预措施的有效性，防止油气开采工人的皮肤接触钻井液。

3.6　公共安全中的传染病传播

参与核心和专业项目：应急准备和响应、个人防护技术。

雇主、工人、专业协会、决策者、研究人员和协商一致的标准组织使用NIOSH信息来防止公共安全工人之间传染病的传播。

	健康结果	研究重点	研究对象	研究类型
A	**传染性疾病（如结核病、肝炎）**	**调整指导方针，防止接触血液和体液**	**惩教及执法界别分组**	**干预**
B	传染性疾病（如结核病、肝炎）	接触空气传播和媒介传播的传染病	惩教、执法、消防及紧急医疗服务子行业	基础/病因学 监测研究
C	**传染性疾病（如结核病、肝炎）**	**未充分利用个人防护装备，防止传染病传播**	**惩教及执法界别分组**	**干预 转化**
D	**传染性疾病（如结核病、肝炎）**	**没有传染病接触情况的报告，不包括在现有监控系统中的行业/职业变量**	**惩教、执法及环境管理等界别分组**	**监测研究**

注：上表粗体目标是校外研究的重点。

行动目标3.6.1（基础/病因学研究）：开展基础/病因学研究，更好地了解公共安全工作者接触空气传播的传染病与媒介传播的传染病之间的关系。

行动目标3.6.2（干预研究）：开展干预研究，以制定和评估干预措施的有效性，防止执法人员和惩教人员之间的传染病传播。

行动目标3.6.3（转化研究）：开展转化研究，了解有效使用PPE预防执法和劳改人员传染病传播的问题和需求。

行动目标3.6.4（监测研究）：开展监测研究，开发新的测量方法和工具，测量公共安全人员接触传染病的情况。

3.7　公共安全中的非法药物的有害接触

雇主、工人、专业协会、决策者、研究人员和标准制定机构使用NIOSH信息，防止公共安全工作者在皮肤上接触非法药物。

	健康结果	研究重点	研究对象	研究类型
A	死亡，系统性毒性	接触芬太尼和其他违禁药物	执法及紧急医疗服务界别分组	基础/病因学监测研究
B	死亡，系统性毒性	如何应对芬太尼和其他非法药物的潜在接触	执法及环境管理子行业	干预

行动目标3.7.1（基础/病因学研究）：开展基础/病因学研究，更好地了解执法人员和紧急医疗服务工作人员真皮接触非法药物对健康的影响。

行动目标3.7.2（干预研究）：开展干预研究，以制定和评估干预措施的有效性，减少执法人员和紧急医疗服务工作人员对非法药物的潜在真皮接触。

行动目标3.7.3（监测研究）：开展监测研究，以开发新的方法和工具，测量执法人员和紧急医疗服务工作人员皮肤接触非法药物的情况。

4. 肌肉骨骼健康

4.1 农业、林业和渔业中的接触振动和重复性动作

研究人员、安全和健康专业人员、专业协会、基金会和雇主使用NIOSH信息来预防农业、林业和渔业工人的肌肉骨骼损伤，尤其是考虑到劳动人口老龄化。

	健康结果	研究重点	研究对象	研究类型
A	肌肉骨骼损伤	全身振动（如坐在旧设备上/乘坐旧设备）	农业界	基础/病因学
B	背部和上肢肌肉骨骼损伤	重复性动作（如弯腰、长时间工作、机器人）	乳制品的工人	干预
C	肌肉骨骼损伤	手工收获	农业界	干预
D	肌肉骨骼损伤	全身振动（如机械化收割机）	林业界	基础/病因学
E	手和上肢肌肉骨骼损伤	手、上肢振动（如树桩工作、电锯使用）	林业界	干预
F	上半身肌肉骨骼损伤	重复性动作	职业捕鱼工人	基础/病因学
G	**肌肉骨骼损伤**	**提升（如产品）**	**海鲜加工工人**	**干预**

注：上表粗体目标是校外研究的重点。

行动目标4.1.1（基础/病因学研究）：开展基础/病因学研究，更好地了

解农林渔业工人接触振动、重复性动作与肌肉骨骼损伤的关系。

行动目标4.1.2（干预研究）：开展干预研究，以制定和评估干预措施和公共卫生实践工作的有效性，预防农业、林业和渔业工人中的肌肉骨骼损伤。

4.2　建筑业中肌肉骨骼损伤与新兴技术（如机器人、外骨骼）

参与核心和专业项目：工人补偿研究中心、直读和传感器技术中心、职业机器人研究中心、职业健康公平和小企业援助。

专业组织、保险公司、工人补偿提供者和工会使用NIOSH信息创造新技术来减少建筑工人中的肌肉骨骼损伤。

	健康结果	研究重点	研究对象	研究类型
A	**肌肉骨骼损伤**	**未充分利用现有干预措施**	**砌体、混凝土、干墙、屋顶和管道工人，劳动者，小型企业，风险过高的工人***	**转化**
B	肌肉骨骼疾患（特别是背部受伤、拉伤及扭伤）	新兴技术（如自动化、机器人、无人机）	通信塔、风能、砌体、混凝土工人，劳动者	基础/病因学 干预
C	肌肉骨骼疾患（特别是背部受伤、拉伤及扭伤）	使用外骨骼	砌体、混凝土、干墙、屋顶和管道工人，劳动者，型企业，风险过高的工人*	干预

注：上表粗体目标是校外研究的重点。

*例如：工作安排不规范的工人、新工人、老工人、青年工人、英语为第二语言的工人。

行动目标4.2.1（基础/病因学研究）：开展基础/病因学研究，更好地了解建筑工人肌肉骨骼损伤新技术（如自动化、机器人、无人机）的好处和风险。

行动目标4.2.2（干预研究）：开展干预研究，开发和评估使用新技术干预建筑工人肌肉骨骼损伤的有效性。

行动目标4.2.3（转化研究）：进行转化研究，了解建筑工人实施有效肌肉骨骼损伤干预的问题和需求。

4.3　制造业的肌肉骨骼损伤与新兴技术（如机器人，外骨骼）

参与核心和专业项目：海上安全和健康研究中心和职业机器人研究中心。

雇主、工人、研究人员、保险公司和技术制造商使用NIOSH信息创造新兴技术来减少制造工人中的肌肉骨骼疾患。

	健康结果	研究重点	研究对象	研究类型
A	下背部、上肢肌肉骨骼疾患（MSDs）	更多地使用机器人	在哪里使用机器人（特别是在食品、木制品、铸造厂和运输设备制造业）、弱势群体、工作安排不规范的工人	基础/病因学 干预
B	下背部、上肢肌肉骨骼疾患（MSDs）	增加外骨骼的使用	从事手工物料处理工作（特别是食品、木制品、铸造厂和运输设备制造）的工人、弱势群体、工作安排不规范的工人	干预
C	下背部、上肢肌肉骨骼疾患（MSDs）	使用传感器或无传感器技术测量肌肉骨骼疾患的风险因素	利用躯干或上半身（特别是食品、木制品、铸造厂和运输设备制造）进行体力活动的工人、弱势群体、非标准工人	基础/病因学 干预

行动目标4.3.1（基础/病因学研究）：开展基础/病因学研究，更好地衡量肌肉骨骼疾患的风险因素，了解新兴技术如何有助于预防/增加制造业肌肉骨骼疾患的风险。

行动目标4.3.2（干预研究）：开展干预研究，以制定和评估干预措施在制造业工人中预防肌肉骨骼疾患的有效性。

4.4 采矿业中肌肉骨骼疾患风险因素

工业界、学术界和其他政府机构采用工作场所解决方案和建议做法，以减少采矿工人中的肌肉骨骼疾患（MSDs）。

	健康结果	研究重点	研究对象	研究类型
A	**肌肉骨骼损伤**	**改进了矿山设施肌肉骨骼疾患危险因素的识别和修复**	**金属/非金属，石头、沙子和砾石**	**干预 转化**
B	肌肉骨骼损伤	开发和评估监测工人接触肌肉骨骼损伤危险因素的方法	金属/非金属，煤炭，石头、沙子和砾石	基础/病因学
C	肌肉骨骼损伤	进行有针对性的研究，以确定与高风险挖掘任务相关的生物力学风险	金属/非金属，煤炭，石头、沙子和砾石	基础/病因学

注：上表粗体目标是校外研究的重点。进行有针对性的研究，以确定与高风险挖掘任务相关的生物力学风险。

行动目标4.4.1（基础/病因学研究）：开展基础/病因学研究，更好地了解矿山工人暴露与肌肉骨骼疾患的关系。

行动目标4.4.2（干预研究）：开展干预研究，以制定和评估干预措施在减少采矿工人肌肉骨骼疾患方面的有效性。

行动目标4.4.3（转化研究）：进行转化研究，了解实施有效干预措施以减少与常见采矿活动相关的肌肉骨骼疾患风险因素的问题和需求。

4.5 服务业中背部受伤的风险因素

参与核心和专业项目：直读和传感器技术中心、国家生产性老龄化和工作、职业健康公平、安全熟练的劳动力、小企业援助和监测。

雇主、工人、保险公司、工会和非政府组织采取干预措施，减少服务业工人的背部伤害。

	健康结果	研究重点	研究对象	研究类型
A	**肌肉骨骼疾患（特别是背部损伤）**	**危险因素包括体力劳动、姿势笨拙、举重、年龄**	**建筑和住宅、临时就业服务、汽车维修和保养、不动产出租人、废物收集者、旅游住宿分部门，脆弱的工人，小型企业**	**干预 转化**

注：上表粗体目标是校外研究的重点。

行动目标4.5.1（干预研究）：开展干预研究，以制定和评估在服务部门预防肌肉骨骼疾患的干预措施的有效性。

行动目标4.5.2（转化研究）：开展转化研究，了解在服务部门实施有效干预措施预防肌肉骨骼疾患的问题和需求。

4.6 批发及零售贸易中老年工人的肌肉骨骼疾患

参与核心和专业项目：工人补偿研究中心、接触评估、国家生产性老龄化和工作、设计预防、安全熟练的劳动力、小企业援助和监测。

雇主、保险公司、行业协会、医疗保健提供者、设备制造商和安全与健康专业人员使用NIOSH信息来预防批发和零售行业中老年工人的肌肉骨骼损伤。

	健康结果	研究重点	研究对象	研究类型
A	肌肉骨骼损伤	劳动力老龄化（如体力劳动能力、重返工作岗位、经济）	家具工人、机械业、园艺、食物及饮料行业，小型企业	监测研究 转化

行动目标4.6.1（转化研究）：开展转化研究，了解在批发和零售行业中对老年工人实施有效的肌肉骨骼损伤干预措施的问题和需求。

行动目标4.6.2（监测研究）：开展监测研究，以开发新的方法和工具，更好地监测批发和零售行业中对老年工人中肌肉骨骼损伤危险因素和临床前肌肉骨骼疼痛症状的趋势。

4.7 批发及零售贸易中肌肉骨骼疾患和新兴技术（如机器人、外骨骼）

参与核心和专业项目：工人补偿研究中心、接触评估、国家生产性老龄化和工作、设计预防、安全熟练的劳动力、小企业援助和监测。

	健康结果	研究重点	研究对象	研究类型
A	肌肉骨骼疾患（MSDs）	新兴技术（如机器人、外骨骼、经济学、可穿戴传感技术）	非商店零售商，非标准工人，小企业，弱势群体	基础/病因学干预

行动目标4.7.1（基础/病因学研究）：开展基础/病因学研究，更好地了解批发零售行业从业人员中新兴技术与肌肉骨骼损伤的关系。

行动目标4.7.2（干预研究）：开展干预研究，以开发和评估干预措施的有效性，利用新兴技术减少批发和零售行业工人的肌肉骨骼损伤。

4.8 医疗保健和社会援助中的肌肉骨骼损伤介入

参与核心和专业项目：职业机器人研究中心、职业健康公平、国家生产性老龄化和工作、安全熟练的劳动力、监控中心。

雇主、工人、专业组织、研究人员和决策者使用NIOSH信息减少医疗和社会援助工作者中的肌肉骨骼损伤。

	健康结果	研究重点	研究对象	研究类型
A	肌肉骨骼损伤	危险暴露、人体工程学影响和肌肉骨骼疾患（MSDs）的问题（有无损伤）	所有医护人员［包括兽医及动物护理（VM/AC）人员］，易伤人群*，很难接触到的人群	监测
B	**肌肉骨骼损伤**	**确定并解决实施和传播有效干预措施的障碍，并确定可持续性的关键组成部分**	**所有医护人员［包括兽医和动物护理（VM/AC）人员］**	**转化**
C	**与工作相关的哮喘**	**评估安全处理病人的政策和规章的有效性**	**所有医护人员**	**干预**

（续）

	健康结果	研究重点	研究对象	研究类型
D	肌肉骨骼损伤	制定和评估针对弱势群体的干预措施	弱势群体*	干预
E	**肌肉骨骼损伤**	**评估外骨骼或其他创新方法，以减少在处理或执行医疗程序期间的肌肉骨骼损伤风险**	**所有医护人员［包括兽医及动物护理（VM/AC）人员］，易伤人群*，以前受伤的工人**	**干预**

注：上表粗体目标是校外研究的重点。

* 弱势群体包括青年工人、老年工人、非标准工作工人、少数族裔工人、非英语工人。

行动目标4.8.1（干预研究）：开展干预研究，评估创新方法的有效性（有用性和意外结果），以降低肌肉骨骼损伤的风险，并减少有肌肉骨骼疾患（MSDs）的医疗和社会援助工作者的返回工作时间。

行动目标4.8.2（转化研究）：开展转化研究，以识别和解决传播和实施有效预防肌肉骨骼损伤的干预措施，识别干预可持续性的关键组成部分，并传播最佳实践，以便在医疗保健和社会援助工作场所预防肌肉骨骼损伤。

行动目标4.8.3（监测研究）：开展监测研究，以开发新的方法了解目前可用监测数据来源不能很好覆盖的卫生保健和社会援助工作者的危险暴露问题、人体工程学影响和慢性肌肉骨骼损伤。

5. 呼吸系统健康

5.1 农业、林业和渔业中的气道疾患

参与核心和专业项目：权威建议、海上安全和健康研究中心、职业健康公平、监测和转化研究。

研究人员、安全和卫生专业人员、专业协会、基金会和雇主将使用NIOSH信息来预防农业和林业工人中的固定呼吸道疾病。

	健康结果	研究重点	研究对象	研究类型
A	慢性阻塞性肺疾病（COPD），闭塞性细支气管炎（OB），其他影响气道的疾病［如过敏性肺炎（HP）］	接触矿物和有机灰尘（特别是动物饲料）和有关气体和烟雾	农业分部门［特别是集中式动物饲养作业（CAFOs）］	基础/病因学

（续）

	健康结果	研究重点	研究对象	研究类型
B	**慢性阻塞性肺疾病，其他影响气道的疾病（如 HP）**	**有机粉尘及有关气体和烟尘的工程控制和 PPE**	**农业分部门（尤指 CAFO）**	**干预 转化**
C	慢性阻塞性肺病，其他影响气道的疾病（如 HP）	接触杀虫剂、除草剂、化肥和其他化学品	农业分部门（尤指 CAFO）	基础/病因学
D	**慢性阻塞性肺病，其他影响气道的疾病（如 HP）**	**用于杀虫剂、除草剂、化肥和化学品的工程控制和 PPE**	**农业分部门（尤指 CAFO）**	**转化**
E	慢性阻塞性肺病，慢性阻塞性肺病，其他影响气道的疾病（如 HP）	了解接触和呼吸结局的危险因素	农业（包括水产养殖）和林业分部门	监测研究

注：上表粗体目标是校外研究的重点。

行动目标 5.1.1（基础/病因学研究）：进行基础/病因学研究，以便更好地了解农业和林业工人接触粉尘和化学品与气道疾患之间的关系。

行动目标 5.1.2（干预研究）：开展干预研究，以制定和评估在农业和林业工人中预防气道疾病的干预措施的有效性。

行动目标 5.1.3（转化研究）：进行转化研究，以了解在农业和林业工人中实施预防气道疾病的有效干预措施的问题和需求。

行动目标 5.1.4（监测研究）：确定跟踪农业（包括水产养殖）和林业中危险暴露的问题和不利呼吸系统健康后果的新方法。

5.2 建筑业中的接触矿物粉尘

参与核心和专业项目：工程控制、应急准备和响应、纳米技术研究中心、职业健康公平、监测和转化研究。

政策制定者、制造商、贸易协会、保险公司（包括工伤补偿）使用 NIOSH 信息来减少建筑工人中矿物粉尘引起的疾病。

	健康结果	研究重点	研究对象	研究类型
A	**矿物粉尘引起的疾病**	**二氧化硅实施要求(收集客观数据)**	**小企业，风险过大的工人***	**转化**
B	矿物粉尘引起的疾病	矿物粉尘引起的疾病和危险暴露的过度问题	涉及开挖、公路建设的施工	监测研究 干预
C	矿物粉尘引起的疾病	接触商业和非商业细长矿物纤维	涉及开挖、整治和拆除、公路建设的施工	基础/病因学 干预

注：上表粗体目标是校外研究的重点。

*例如：有非标准工作的工人、新工人、老年工人、青年工人、英语为第二语言的工人。

行动目标5.2.1（基础/病因学研究）：进行基础性/病因学研究，以便更好地了解暴露于商业和非商业性细长矿物纤维与建筑工人呼吸系统健康不良影响之间的关系。

行动目标5.2.2（干预研究）：进行干预研究，以制定和评估干预措施的有效性，以减少建筑工人接触与呼吸道疾病有关的商业和非商业细长纤维。

行动目标5.2.3（转化研究）：进行转化研究，以了解实施二氧化硅干预措施以预防建筑工人中矿物粉尘引起的疾病的问题和需求。

行动目标5.2.4（监测研究）：进行监测研究，以更好地了解建筑工人中矿物粉尘引起的疾病和危险暴露的过度问题。

5.3 建筑业中的复合暴露

政策制定者、制造商、贸易协会、保险公司（包括工伤补偿）使用NIOSH信息来减少建筑工人之间的混合接触。

	健康结果	研究重点	研究对象	研究类型
A	慢性阻塞性肺疾病（COPD），肺癌	暴露于封闭式就地管道操作产生的焊接烟尘和烟尘	管道工，钣金工，锅炉工和从事现场封闭管道修理的工人	基础/病因学 干预
B	间质疾病、石棉样疾病	暴露于纳米材料和其他先进材料（如添加剂制造）	油漆工，工人，水管工，木匠，砌石工人，焊工	基础/病因学
C	慢性阻塞性肺疾病	磨料爆破作业中的危险暴露	工人，油漆工，石膏工，公路建设工人	基础/病因学

行动目标5.3.1（基础/病因学研究）：开展基础/病因学研究，更好地了

解建筑工人复杂暴露与不良呼吸系统健康影响之间的关系。

行动目标5.3.2（干预研究）：开展干预研究，以制定和评估焊接烟尘暴露干预措施的有效性，预防建筑工人的不良呼吸系统健康影响。

5.4　医疗保健和社会援助中与工作有关的哮喘

参与核心和专业项目：权威建议、工程控制、应急准备和响应、暴露评估、健康危害评估、个人防护技术、监测和转化研究。

雇主、工人、专业组织、医学教育工作者、研究人员和决策者使用NIOSH信息来减少医疗保健和社会援助工作者中与工作相关的哮喘。

	健康结果	研究重点	研究对象	研究类型
A	工作相关性哮喘	清洁和消毒剂	医务人员	基础/病因学 干预
B	工作相关性哮喘	动物过敏原（如挥发物）	兽医/动物护理人员	基础/病因学 干预
C	**工作相关性哮喘**	**特殊暴露（即外科烟雾、雾化药物）**	**呼吸治疗师，护士，外科医生**	**干预 转化**
D	工作相关性哮喘	对哮喘友好的工作场所	所有医务人员	干预
E	工作相关性哮喘	探索利用现有数据来源更好地了解暴露和哮喘发病率/死亡率	所有医务人员	监测研究

注：上表粗体目标是校外研究的重点。

行动目标5.4.1（基础/病因学研究）：进行基础/病因学研究，以便更好地理解卫生保健和兽医/动物护理工作者职业暴露与工作相关性哮喘之间的关系。

行动目标5.4.2（干预研究）：开展干预研究，开发和评估过敏原和刺激物暴露干预措施在卫生保健和兽医/动物护理工作者中减少与工作有关的哮喘的有效性，并在卫生保健中培养对哮喘友好的工作场所。

行动目标5.4.3（转化研究）：进行转化研究，以了解障碍和帮助实施有效的外科烟雾工程控制，减少卫生保健工作场所与工作有关的哮喘。

行动目标5.4.4（监测研究）：进行监测研究，以探索利用现有数据来源，更好地了解卫生保健工作者的暴露和哮喘发病率/死亡率。

5.5 制造业中的粉尘引起的呼吸系统疾病

参与核心和专业项目：权威性建议、海上安全和健康研究中心、工程控制、暴露评估、纳米技术研究中心、职业健康公平、小企业援助和监测。

雇主、工人、研究人员和决策者使用NIOSH信息来减少制造工人中由尘土引起的呼吸道疾病。

	健康结果	研究重点	研究对象	研究类型
A	间质疾病，肺癌，胸膜疾病	接触与纳米材料有关的灰尘	先进制造（材料和用户/制剂制造）工人，小企业，弱势群体	基础/病因学 干预
B	过敏性肺炎，慢性阻塞性肺疾病，哮喘	接触金属加工流体中的气溶胶	使用金属加工液进行磨削、切割等的工人	基础/病因学
C	间质疾病，铍致敏	暴露于铍和其他金属如铟	造船工人，从事煤或铜渣磨料爆破的工人，从事使用铟的电子制造业的工人，弱势群体	基础/病因学 干预
D	硅肺、慢性阻塞性肺疾病、肺癌	暴露于可呼吸结晶二氧化硅	石材及石材制品生产企业，弱势群体	监测研究 干预
E	间质疾病（石棉病），胸膜疾病，肺癌，间皮瘤	接触细长矿物颗粒（EMP）和石棉	碎石和石制品生产工人，含有天然或人造EMP的产品的制造商和用户，弱势群体	基础/病因学

行动目标5.5.1（基础/病因学研究）：进行基础/病因学研究，以更好地了解制造工人中接触粉尘和尘土引起的呼吸道疾病之间的关系。

行动目标5.5.2（干预研究）：进行干预研究，以制定和评估在制造业工人中减少灰尘暴露和灰尘引起的呼吸道疾病的干预措施的有效性。

行动目标5.5.3（监测研究）：进行监测研究以更好地检测硅肺的哨点暴发。

5.6 制造业中的特定的气道疾病

雇主、工人、研究人员和决策者利用NIOSH信息来减少制造业工人中的固定呼吸道疾病。

	健康结果	研究重点	研究对象	研究类型
A	闭塞性毛细支气管炎	接触香料化学品（双乙酰和相关香料化学品）	咖啡、食品和人造香料生产工人，小型企业	基础/病因学 干预
B	慢性阻塞性肺疾病	提高COPD潜在病因的证据强度，特别是有机尘埃（橡胶、棉花、木材、与食品有关的，等等）和各种化学暴露	食品产品，包括海产品、纺织品、橡胶、塑料和皮革分部门，以及其他受影响的行业	基础/病因学

行动目标5.6.1（基础/病因学研究）：进行基础/病因学研究，以便更好地了解接触调味品和有机粉尘与制造工人中气道疾患之间的关系。

行动目标5.6.2（干预研究）：进行干预研究，以制定和评估在制造业工人中预防气道疾患的干预措施的有效性。

5.7　制造业中与工作有关的哮喘

雇主、工人、研究人员和决策者将使用NIOSH信息来预防制造业工人中与工作相关的哮喘。

	健康结果	研究重点	研究对象	研究类型
A	工作相关性哮喘	暴露于刺激物（如氯气、过氧乙酸）	受辐射的工人，特别是家禽加工、食品及海鲜加工工人，弱势群体，高级制造业工人，小企业	基础/病因学 干预
B	工作相关性哮喘	接触致敏剂（低分子量试剂和高分子量试剂，如食物/海鲜过敏原）	制造和使用油漆的工人，使用聚氨酯泡沫、食品和海产品加工工人等反应性化学品的工人，弱势人群，小企业	基础/病因学 干预

行动目标5.7.1（基础/病因学研究）：进行基础/病因学研究，更好地了解制造工人中接触刺激物和低分子量致敏剂与工作相关性哮喘之间的关系，并鉴定和验证低分子量致敏剂的生物标志物。

行动目标5.7.2（干预研究）：进行干预研究，以制定和评估初级和次级预防干预措施在预防或减轻制造业工人中与工作有关的哮喘方面的效果。

5.8　采矿业中接触矿物粉尘

参与核心和专业项目：暴露评估，个人防护技术和监测。

工业、劳工、其他政府机构、专业组织、设备制造商和学者使用NIOSH信息来减少采矿工人中矿物粉尘引起的呼吸道疾病。

	健康结果	研究重点	研究对象	研究类型
A	石棉相关疾病	有关早期筛查诊断与暴露于拉长的矿物纤维	金属/非金属，石头、沙子和砾石矿工人	干预 监测研究
B	石棉相关疾病	鉴定商业细长矿物颗粒的毒性	金属/非金属，石头、沙子和砾石矿工人	基础/病因学
C	石棉相关疾病	改善细长矿物纤维和对照物的暴露评估	金属/非金属，石头、沙子和砾石矿工人	基础/病因学 干预
D	**煤工尘肺、慢性阻塞性肺疾病、弥漫性纤维化**	**煤尘工程控制**	**煤矿工人**	**干预 转化**
E	慢性阻塞性肺疾病，弥漫性纤维化，硅肺	改进呼吸道健康筛查和监测（特别是在阿巴拉契亚）	金属/非金属，煤炭，石、砂、砾矿工人	监测研究
F	二氧化硅相关疾病	更准确和及时地监测结晶二氧化硅并控制暴露	金属/非金属，煤炭，石、砂、砾矿工人	基础/病因学 干预
G	**二氧化硅相关疾病**	**增加晶体二氧化硅干预的使用**	**金属/非金属，煤炭，石、砂、砾矿工人**	**转化**

注：上表粗体目标是校外研究的重点。

行动目标5.8.1（基础/病因学研究）：进行基础/病因学研究，以提高暴露量的测量，并更好地了解采矿相关粉尘的暴露与煤矿工人呼吸系统疾病风险之间的关系。

行动目标5.8.2（干预研究）：开展干预研究，以开发和评估干预措施的有效性，防止暴露于细长矿物纤维、煤矿粉尘和结晶二氧化硅，减少采矿工人的呼吸道疾病。

行动目标5.8.3（转化研究）：开展转化研究，了解障碍和帮助实施煤矿工人粉尘和水晶二氧化硅的干预措施。

行动目标5.8.4（监测研究）：开展监测研究，以改善采煤工人呼吸系统健康的筛查和监测。

5.9 采矿业中复合暴露

工业、劳工、其他政府机构、专业组织、设备制造商和学者使用NIOSH信息来减少采矿工人混合接触引起的呼吸道疾病。

	健康结果	研究重点	研究对象	研究类型
A	慢性阻塞性肺疾病，哮喘，肺癌	暴露于气相和颗粒相柴油和灰尘混合物中	所有采矿工人（尤指地下）	基础/病因学 干预
B	煤工尘肺、COPD、弥漫性纤维化	当代煤尘（二氧化硅，煤和其他矿物混合物）的毒性	煤矿工人	基础/病因学 干预
C	呼吸道疾病	工作与个人危险因素对呼吸系统健康结果的交互作用	所有采矿工人	基础/病因学 干预

行动目标5.9.1（基础/病因学研究）：进行基础/病因学研究，更好地了解混合呼吸道暴露与矿工呼吸道疾病之间的关系。

行动目标5.9.2（干预研究）：开展干预研究，以制定和评估预防与采矿工人呼吸道疾病有关的混合暴露的干预措施的有效性。

5.10 油气开采业中二氧化硅引起的呼吸系统疾病

参与核心和专业项目：直读和传感器中心，工程控制，设计预防，小企业援助，监测和转化研究。

工作人员、专业协会和制造者使用NIOSH信息预防油气开采业中工人二氧化硅引起的呼吸系统疾病。

	健康结果	研究重点	研究对象	研究类型
A	二氧化硅相关呼吸道疾病	水力压裂过程中的二氧化硅暴露	服务良好的承包商	干预
B	二氧化硅相关呼吸道疾病	除水力压裂之外的二氧化硅暴露	钻井和维修承包商	基础/病因学 干预

（续）

	健康结果	研究重点	研究对象	研究类型
C	二氧化硅相关呼吸道疾病	肺部疾病问题和肺部疾病早期指标（如肺功能下降）的潜在数据来源	所有石油和天然气开采工人	监测研究 基础/病因学

行动目标5.10.1（基础/病因学研究）：进行基础/病因学研究，以便更好地了解在石油和天然气开采工人中暴露于水力压裂以外的二氧化硅及其与呼吸道疾病的联系。

行动目标5.10.2（干预研究）：开展干预研究，以制定和评估在石油和天然气开采工人中预防二氧化硅暴露和相关呼吸道疾病的干预措施的有效性。

行动目标5.10.3（监测研究）：进行监测研究，以探索潜在的数据来源，评估石油和天然气开采工人的肺部疾病问题和肺部疾病的早期指标。

5.11 公共安全中特定气道疾患

参与核心和专业项目：权威建议，应急准备和响应，个人防护设备和监测。

共识标准组织、专业协会、决策者、研究人员、雇主和工人利用NIOSH信息来预防公共安全工作者中的气道疾患。

	健康结果	研究重点	研究对象	研究类型
A	慢性阻塞性肺疾病	大修作业时吸尘、吸烟	消防分部门	基础/病因学 干预
B	慢性阻塞性肺疾病	吸尘、吸烟	野地火警分局	基础/病因学 干预
C	慢性阻塞性肺疾病	反应和恢复工作中的呼吸暴露	反应工人	基础/病因学 干预

行动目标5.11.1（基础/病因学研究）：进行基础/病因学研究，以便更好地了解结构性消防员、荒地消防员和应对工作人员呼吸道暴露与气道疾患之间的关系。

行动目标5.11.2（干预研究）：开展干预研究，以制定和评估在结构性消防员、荒地消防员和应对工作人员中预防气道疾患的干预措施的有效性。

5.12　医疗保健和社会援助中的间质/纤维化性肺病

雇主、工人、专业组织、医学教育工作者、研究人员和决策者使用NIOSH信息来减少牙科人员中的间质性肺病和纤维性肺病。

	健康结果	研究重点	研究对象	研究类型
A	**间质/纤维化性肺病**	**空气职业暴露与间质/纤维化肺病危险性的关系**	**牙科人员**	**基础/病因学 干预**
B	间质/纤维化性肺病	识别间质/纤维化疾病风险及其大小	牙科人员	监测研究

注：上表粗体目标是校外研究的重点。

行动目标5.12.1（基础/病因学研究）：进行基础/病因学研究，以更好地了解牙科人员职业暴露与间质性肺病和纤维化肺病风险之间的关系。

行动目标5.12.2（干预研究）：开展干预研究，以制定和评估干预措施在牙科人员中降低间质性肺病和纤维化肺病风险的有效性。

行动目标5.12.3（监测研究）：开展监测研究，开发新的工具和方法，以识别间质性肺病和纤维化肺病的风险，并了解牙科人员中这些风险的大小。

6. 创伤性损伤预防

6.1　农业、林业和渔业中的高危人群的外伤

参与核心和专业项目：直读与传感器技术中心、海上安全与健康研究中心、职业机器人研究中心、国家生产性老龄化和工作、职业健康公平、设计预防、监测与转化研究。

决策者、非政府组织、雇主、制造商和行业协会使用NIOSHI信息来防止农业、林业和渔业部门高危工人受伤。

	健康结果	研究重点	研究对象	研究类型
A	致命和非致命伤害	描述安全危害（如跌落）	林业界别分组	基础/病因学 干预
B	非致命伤害	探索非致命性工作相关伤害的来源	林业界别分组	监测研究
C	致命和非致命伤害	直接读数和传感器，以防止机器相关的伤害	林业界别分组	基础/病因学
D	**致命和非致命伤害**	**与机器有关的事故（如拖拉机、PTO和粮食吞没）**	**农业界别分组，商业捕鱼和海产品加工工人**	**干预 转化**

（续）

	健康结果	研究重点	研究对象	研究类型
E	致命和非致命伤害	使用机器人	农业界别分组	基础/病因学
F	致命和非致命伤害	识别机器人相关伤害所需的代码和其他方法	与新技术互动的农业工作者	监测研究
G	**非致命的受伤**	**探索非致命性工作相关伤害的来源**	**农业界别分组：商业捕鱼和海产品加工工人**	**监测研究**
H	**致命和非致命伤害**	**落水及船只失事**	**商业捕鱼工人**	**干预 转化**
I	**非致命的受伤**	**坠落（楼梯及湿地板）**	**海鲜加工工人**	**干预 转化**

注：上表粗体目标是校外研究的重点。

行动目标6.1.1（基础/病因学研究）：开展基础/病因学研究，更好地了解安全危害和新出现的危害控制技术，减少农林工作者的外伤性伤害。

行动目标6.1.2（干预研究）：开展干预研究，以制定和评估干预措施的有效性，防止农业、渔业和海产品加工工人发生致命和非致命伤害。

行动目标6.1.3（转化研究）：进行转化研究，了解农业、林业、渔业和海产品加工工人实施有效安全干预的问题和需求。

行动目标6.1.4（监测研究）：开展监测研究，探索农、林、渔、海产品加工工人非致命工伤数据来源及识别方法。

6.2 建筑业中的跌落

参与核心和专业项目：职业机器人研究中心，应急准备和响应，职业健康公平，预防通过设计，安全熟练的劳动力，小型企业协助和转化研究。

保险公司（包括工伤补偿）、企业、决策者、专业协会和工会采取干预措施，防止和保护建筑工人摔倒。

	健康结果	研究重点	研究对象	研究类型
A	**致命的，非致命伤害**	**坠落的海拔高度**	**钢铁工人、钣金工人、屋顶工人、电线安装工人、电信工人、劳工、小企业、风险过高的工人***	**干预 转化**

（续）

	健康结果	研究重点	研究对象	研究类型
B	**非致命伤害**	**落在同一水平上**	**所有建筑工人（尤其是工人、小企业、风险过高的工人*）**	**干预** **转化**

注：上表粗体目标是校外研究的重点。

*例如：工作安排不规范的工人，新工人，年轻工人，英语为第二语言的工人。

行动目标 6.2.1（干预研究）：开展干预研究，以制定和评估建筑工人跌倒预防和保护干预措施的有效性。

行动目标 6.2.2（研究）：进行转化研究，了解在建筑行业实施有效的瀑布预防和保护干预措施的问题和需求。

6.3　建筑业中与新兴技术相关的伤害（如机器人、外骨骼）

安全与健康专业人员、雇主、劳工组织、共识标准组织和机器人制造商使用 NIOSH 信息来防止与自动化技术和机器人相关的伤害，并提高建筑工人的安全。

	健康结果	研究重点	研究对象	研究类型
A	致命和非致命伤害	新兴的地面机器人技术和自动化技术（合作机器人，移动机器人）	与地面机器人互动的工人，工人风险过高*	基础/病因学 干预
B	致命和非致命伤害	新兴的空中机器人技术和自动化技术。无人飞行器（UAV）	在建筑工地工作的工人与空中机器人靠得很近，工人风险过高*	基础/病因学 干预
C	致命和非致命伤害	识别机器人相关伤害所需的代码和其他方法	与建筑机器人互动的工人，工人承担着巨大风险*	监测

*例如：工作安排不规范的工人，新工人，年轻工人，英语为第二语言的工人。

行动目标 6.3.1（基础/病因学研究）：开展基础/病因学研究，更好地了解地面/空中机器人技术和自动化技术在建筑工人受伤（或减少受伤）方面的好处和风险。

行动目标 6.3.2（干预研究）：开展干预研究，评价机器人技术作为建筑工人工伤的来源和干预措施的有效性。

行动目标6.3.3（监控研究）：开展监控研究，开发识别建筑工人机器人相关伤害的新方法。

6.4 医疗保健和社会援助中的由患者（人和动物）造成的伤害

参与核心和专业项目：直接读取和传感器技术中心，安全熟练的劳动力和监测。

雇主、工人和专业协会使用NIOSH信息来防止高危医疗和社会援助工作者受伤。

	健康结果	研究重点	研究对象	研究需要
A	非致命伤害	伤害危险因素（广义）	家庭医护人员（特别是弱势群体及非标准工作人士）	基础/病因学 监测研究
B	致命和非致命伤害	暴力预防	护理院（特别是弱势群体及非标准工作的人士）	干预
C	致命和非致命伤害	暴力预防	家庭医疗（特别是弱势群体和非标准工作的人群）	基础/病因学 监测研究
D	非致命伤害	动物造成的伤害	兽医和动物护理工作者	基础/病因学

行动目标6.4.1（基础/病因学研究）：开展基础/病因学研究，更好地了解医疗和社会救助中非致命伤害的问题及相关危险因素，特别是家庭医疗和兽医/动物护理方面。

行动目标6.4.2（干预研究）：开展干预研究，评价旨在预防养老院工作人员暴力伤害的干预措施的有效性和成本效益。

行动目标6.4.3（监测研究）：开展监测研究，确定新的或改进的监测方法、来源或工具，以确定家庭卫生保健工作者的伤害（包括暴力）问题。

6.5 制造业中的机械伤害

参与核心和专业项目：海上安全与健康研究中心、职业机器人研究中心，安全熟练的劳动力。

安全与健康专业人员、雇主、劳工组织、标准制定机构和机器人制造商使用NIOSH信息来防止与制造工人之间的人机交互有关的伤害。

	健康结果	研究重点	研究对象	研究类型
A	**致命的，非致命伤害**	**接触传统的机器**	**许多制造业工人（特别是使用装配线和传送带的工人），弱势工人，工作安排不规范的工人**	**干预 转化**
B	致命的，非致命伤害	新兴技术（如机器人，先进技术制造业）	与新兴制造技术互动的工人	基础/病因学 干预
C	致命的，非致命伤害	代码和其他识别机器人相关损伤的方法	与新兴制造技术互动的工人	监测研究

注：上表粗体目标是校外研究的重点。

行动目标 6.5.1（基础/病因学研究）：开展基础/病因学研究，更好地理解新兴自动化技术（如协同机器人）与制造业工人伤害（或减少伤害）之间的关系。

行动目标 6.5.2（干预研究）：开展干预研究，以制定和评估干预措施的有效性，预防制造工人中与机器有关的伤害。

行动目标 6.5.3（转化研究）：进行转化研究，了解在实施有效的干预措施，防止制造工人因接触传统机器而受伤的问题和需求。

行动目标 6.5.4（监控研究）：开展监控研究，开发识别制造工人机器人相关伤害的新方法。

6.6　采矿业中的机械伤害

参与核心和专业项目：职业机器人研究中心、设计预防、转化研究。

工业界、学术界、其他政府机构和标准制定机构采用工作场所解决方案，以减少采矿工人中与机器有关的伤害。

	健康结果	研究重点	研究对象	研究类型
A	致命和非致命伤害	在密闭空间发生的撞击事件	地下矿山（尤指煤矿）	干预
B	致命和非致命伤害	避碰，人机交互，自动化	表面矿山（金属/非金属）	干预
C	致命和非致命伤害	运输系统维护	石、砂、砾石矿山	干预
D	致命和非致命伤害	使用自动化、机器人和新兴技术	地表和地下矿山	基础/病因学 监测研究

行动目标6.6.1（基础/病因学研究）：开展基础/病因学研究，更好地了解自动化、机器人等新兴技术与矿工伤害的关系。

行动目标6.6.2（干预研究）：开展干预研究，以制定和评估干预措施的有效性，减少采矿工人与机械有关的伤害。

行动目标6.6.3（监测研究）：开展监测研究，开发识别采矿工人自动化和机器人相关伤害的新方法。

6.7 采矿业中的地面控制相关的伤害

工业界、学术界和其他政府机构采用设计程序和工作场所解决方案，以减少与地面控制有关的采矿工人伤害。

	健康结果	研究重点	研究对象	研究类型
A	致命和非致命伤害	屋顶/背部和肋骨的损伤	地下（金属/非金属、煤、石）	干预
B	致命和非致命伤害	诱捕/大规模支持失败	地下（金属/非金属、煤、石）	干预
C	致命和非致命伤害	气井套管失效	地下煤矿，石油和天然气井的钻井工人	干预
D	致命和非致命伤害	高墙倒塌造成的严重伤害	表面（金属/非金属、煤、石）	干预

行动目标6.7.1（干预研究）：开展干预研究，以制定和评估干预措施的有效性，减少与地面控制有关的采矿工人伤害。

6.8 采矿业中的与火灾和爆炸有关的外伤害

工业界、学术界和其他政府机构采用设计程序和工作场所解决方案，以减少与采矿工人火灾和爆炸有关的外伤害。

	健康结果	研究重点	研究对象	研究类型
A	致命和非致命伤害	技术的进步使成功的矿工自我逃离	地下煤矿和金属/非金属矿山	干预
B	致命和非致命伤害	避难所和传感器系统	地下煤矿和金属/非金属矿山	干预
C	致命和非致命伤害	通风以限制/控制甲烷水平	地下煤矿和瓦斯较多的非煤矿	干预
D	致命和非致命伤害	爆炸传播	地下煤矿	干预

行动目标 6.8.1（干预研究）：开展干预研究，以制定和评估干预措施的有效性，减少与采矿工人火灾和爆炸有关的创伤伤害。

6.9　采矿业中的过热暴露

工业、学术界、其他政府机构和标准制定机构采用工作场所解决方案，以减少疾病和与过度热暴露有关的创伤性睡眠

	健康结果	研究重点	研究对象	研究类型
A	致命和非致命疾病	热紧张的影响 （如晕厥，乏力，中风）	所有矿业（地下）	基础/病因学 干预
B	致命和非致命疾病	因注意力、意识等减少而造成的伤害	表面和地下矿山	基础/病因学 干预

行动目标 6.9.1（基础/病因学研究）：开展基础/病因学研究，更好地了解当前矿山工人热应激/应变的流行情况及致伤因素。

行动目标 6.9.2（干预研究）：开展干预研究，评估影响认知功能的因素，作为过度热暴露的一个指标。制定和评估干预措施的有效性，减少采矿工人热应激和相关伤害的影响。

6.10　油气开采中的机动车撞毁

专业协会、保险公司、雇主、工人和其他政府机构使用 NIOSH 信息来防止石油和天然气开采工人之间的机动车碰撞。

	健康结果	研究重点	研究对象	研究类型
A	致命和非致命的受伤	改进对 MV 风险因素的理解（如通勤，风险承受能力，道路类型和农村工地，司机分心，工作组织）	井承包商，钻井承包商，小企业	基础/病因学
B	致命和非致命的受伤	探索新的数据源和数据链接	所有油气开采工人	监测研究
C	致命和非致命的受伤	干预措施（如 IVMS 等技术，安全管理）	井承包商、小型企业	干预
D	**致命和非致命的受伤**	**安全带、疲劳预防**	**井承包商、小型企业**	**转化**

注：上表粗体目标是校外研究的重点。

行动目标 6.10.1（基础/病因学研究）：开展基础/病因学研究，更好地了

解油气开采工人的机动车碰撞危险因素。

行动目标6.10.2（干预研究）：开展干预研究，以制定和评估干预措施的有效性，防止机动车碰撞和油气开采工人由此造成的伤害。

行动目标6.10.3（转化研究）：开展转化研究，了解实施有效干预措施的问题和需求，防止机动车碰撞和油气开采工人受伤。

行动目标6.10.4（监测研究）：开展监测研究，为油气开采工人挖掘机动车碰撞数据的新来源。

6.11　公共安全中的机动车撞毁

参与核心和专业项目：职业机器人研究中心、工伤补偿研究中心、机动车安全中心、直读和传感器技术中心、转化研究。

公共安全部门管理部门、劳工组织、劳动者和共识标准组织采取基于NIOSH研究的干预措施，预防车辆伤害和由此造成的公共安全工作者伤害。

	健康结果	研究重点	研究对象	研究类型
A	**致命和非致命伤害**	**作为车辆使用者的碰撞（包括疲劳作为危险因素）**	**执法、消防及紧急医疗服务（EMS）界别分组**	**干预 转化**
B	**致命和非致命伤害**	**在路边停车**	**消防及特快专递服务界别分组**	**干预 转化**
C	**致命和非致命伤害**	**在路边停车**	**执法界别分组**	**干预 转化**

注：上表粗体目标是校外研究的重点。

行动目标6.11.1（干预研究）：开展干预研究，以制定和评估干预措施的有效性，防止机动车碰撞、路边被撞事故以及执法、消防和紧急医疗服务工作人员受伤。

行动目标6.11.2（转化研究）：开展转化研究，了解传播和实施有效干预措施的问题和需求，以防止机动车碰撞、路边被撞事故以及执法、消防和紧急医疗服务工作人员受伤。

6.12　公共安全中的工作场所暴力

公共安全与卫生部门管理部门、劳工组织和共识标准组织将采取基于

	健康结果	研究重点	研究对象	研究类型
A	**致命和非致命伤害**	**袭击和暴力冲突，内乱**	**执法界别分组**	**干预** **转化**
B	**致命和非致命伤害**	**病人攻击，旁观者暴力**	**紧急医疗服务界别分组**	**干预** **转化**
C	**致命和非致命伤害**	**暴力冲突和日常互动，旁观者暴力**	**修正界别分组**	**干预** **转化**

注：上表粗体目标是校外研究的重点。

NIOSH研究的干预措施，防止公共安全工作场所高危人群受伤。

行动目标6.12.1（干预研究）：开展干预研究，以制定和评估干预措施在公共安全工作场所预防暴力的有效性。

行动目标6.12.2（转化研究）：开展转化研究，了解公共安全工作者实施有效预防暴力策略的问题和需求。

6.13 服务业中的跌落

参与核心和专业项目：职业机器人研究中心、工人补偿研究中心、职业健康公平、安全技术就绪的劳动力、小企业援助和监督。

雇主、工人、工会、保险公司和非政府组织采取干预措施减少服务业工人的跌落伤害。

	健康结果	研究重点	研究对象	研究类型
A	**非致命伤害**	**落在同一水平**	**建筑服务、饮食服务、废物管理工人及旅舍界别分组，小型企业，弱势工人及特遣队工人**	**干预** **转化**
B	**致命和非致命伤害**	**落在一个低水平**	**建筑服务，小企业，弱势群体和临时工人**	**干预** **转化**

注：上表粗体目标是校外研究的重点。

行动目标6.13.1（干预研究）：进行干预研究，以制定和评估干预措施的有效性，防止服务人员跌倒。

行动目标6.13.2（转化研究）：开展转化研究，了解在服务工作者中实施有效预防跌倒干预的问题和需求。

6.14 运输，仓储和公用事业中的运输事故

参与核心和专业项目：海上安全与健康研究中心、机动车安全中心、职业机器人研究中心、应急准备与响应、暴露评估中心、国家生产性老龄化和工作、职业健康公平、设计预防、安全熟练的劳动力、非国大监测中心。

雇主、保险公司（包括工伤补偿）、标准制定机构、其他政府机构、制造商、专业协会和劳工组织使用NIOSH信息来减少运输事故和运输、仓储和公用事业工人之间的相关伤害。

	健康结果	研究重点	研究对象	研究类型
A	致命和非致命伤害	工作组织的角色（如疲劳，睡眠，压力，服务时间，通勤，非标准工作，分心）	卡车司机，巴士及公共交通（如的士）司机，海事工人，快递员及信使，公用事业工人，航空工人	基础/病因学
B	**致命和非致命伤害**	**制定以证据为基础的干预措施（如车队管理，行政控制）**	**卡车司机，巴士及运输（如的士）司机，航空工人，海事工人**	**干预 转化**
C	致命和非致命伤害	车辆设计及技术（如高度自动化车辆，联网车辆，先进的驾驶辅助系统）	卡车司机，公共汽车和公共交通（如出租车）司机	基础/病因学 干预

注：上表粗体目标是校外研究的重点。

行动目标6.14.1（基础/病因学研究）：开展基础/病因学研究，更好地了解工作组织因素与车辆设计、技术、交通事故及交通工人相关伤害之间的关系。

行动目标6.14.2（转化研究）：开展干预研究，以制定和评估干预措施的有效性，防止交通事故和涉及交通工人的相关伤害。

行动目标6.14.3（转化研究）：开展转化研究，了解实施有效干预措施的问题和需求，以预防交通事故造成的致命和非致命伤害，以及涉及运输工人的相关伤害。

6.15 运输，仓储和公用事业中的机械伤害

制造商、雇主、标准制定机构、其他政府机构、专业协会和劳工组织使用NIOSH信息来减少运输、仓储和公用事业工人中与机器有关的伤害。

	健康结果	研究重点	研究对象	研究类型
A	致命和非致命伤害	机械伤害	航空、仓储和海事工人	干预
B	**致命和非致命伤害**	**机械伤害**	**航空工作人员**	**转化**
C	致命和非致命伤害	使用协作和移动机器人	仓储、公用事业、海运和运输（如出租车司机）工人	监测研究 基础/病因学
D	**致命和非致命伤害**	**使用固定机器人**	**仓储、公用事业和海事工人**	**监测研究 转化**

注：上表粗体目标是校外研究的重点。

行动目标 6.15.1（基础/病因学研究）：开展基础/病因学研究，更好地了解协同机器人与移动机器人之间的关系，以及运输、仓储、水电等行业工人的致命和非致命伤害。

行动目标 6.15.2（干预研究）：开展干预研究，制定和评估干预措施对运输和仓储工人机械伤害的有效性。

行动目标 6.15.3（转化研究）：进行转化研究，了解实施有效干预措施的问题和需求，以防止航空工人与机器相关的伤害，以及运输、仓储和公用事业工人与传统机器人相关的伤害。

行动目标 6.15.4（监测研究）：开展监视研究，以开发新的工具和方法，收集与运输、仓储和公用事业部门机器人相关的伤害数据。

6.16 批发及零售贸易中的跌落

参与核心和专业项目：机动车安全中心、接触评估、小企业援助、转化研究。

批发和零售行业的雇主、保险公司和工人采取有效的干预措施，防止因跌倒造成的伤害。

	健康结果	研究重点	研究对象	研究类型
A	**非致命伤害**	**落在同一水平面上（如由地板碎片、溢出物或滑倒引起的工作）**	**食品和饮料、家具和家居、木材、保健和个人护理以及一般商品分部门，老龄工人，弱势工人**	**干预 转化**

（续）

	健康结果	研究重点	研究对象	研究类型
B	**致命和非致命伤害**	**下降到较低的层次（如与梯子有关的工作）**	**耐用消费品批发商、汽车及零件零售商、健康及个人护理用品商店界别分组，脆弱的工人**	**干预 转化**

注：上表粗体目标是校外研究的重点。

行动目标 6.16.1（干预研究）：开展干预研究，以制定和评估旨在减少批发和零售行业工人跌倒的干预措施的有效性。

行动目标 6.16.2（转化研究）：开展转化研究，了解在批发和零售行业员工中传播和实施有效的预防跌倒策略的问题和需求。

6.17 批发及零售贸易中的机动车撞毁

批发和零售行业的雇主、保险公司和工人采取有效的干预措施，防止机动车碰撞造成的伤害。

	健康结果	研究重点	研究对象	研究类型
A	**致命和非致命伤害**	**车辆伤害**	**批发工人（长途和本地），小企业**	**干预 转化**

注：上表粗体目标是校外研究的重点。

行动目标 6.17.1（干预研究）：开展干预研究，以制定和评估旨在减少机车碰撞和导致批发贸易工人受伤的干预措施的有效性。

行动目标 6.17.2（转化研究）：开展转化研究，了解在批发贸易工人中传播和实施有效的机动车碰撞预防策略的问题和需求。

6.18 采矿业中的滑倒、绊倒和坠落

工业界、学术界和其他政府机构采用工作场所解决方案，使矿山能够纠正滑倒、绊倒和坠落的危险因素。

	健康结果	研究重点	研究对象	研究类型
A	非致命伤害	环境滑倒、绊倒、跌落等危险的识别	地下开采，表面的石头、沙子和砾石，矿产加工工厂，选煤植物	基础/病因学 干预

（续）

	健康结果	研究重点	研究对象	研究类型
B	非致命伤害	开发和评估工具，以识别和纠正滑倒、绊倒和坠落的危险	表面的石头、沙子和砾石，矿产加工厂，选煤植物	干预

行动目标 6.18.1（基础/病因学研究）：进行基础/病因学研究，以确定与采矿行业滑脱、绊倒和跌倒相关的环境因素。

行动目标 6.18.2（干预研究）：开展干预研究，以开发和评估工具和干预措施的有效性，使矿山工人能够识别和纠正滑倒、绊倒和坠落的危险。

7. 健康的工作设计和幸福感

7.1　建筑业中的非标准工作

研究人员、保险公司和雇主在设计、结构和管理工作中利用 NIOSH 信息进行决策，以减少非标准工作中建筑工人的疾病和伤害。

	健康结果	研究热点	研究对象	研究类型
A	呼吸系统疾患、肌肉骨骼疾患、跌倒造成的致命和非致命伤害、听力损失	更好地描述非标准工作中工人的风险因素	风险过大的人口*，小企业	监测研究
B	**呼吸道疾病、肌肉骨骼疾患（MSDs）、跌倒造成的致命和非致命伤害、听力损失**	**在非标准工作中增加工人对现有干预措施的使用**	**风险过大的人口*，小企业**	**转化**
C	呼吸道疾病、肌肉骨骼疾患（MSDs）、跌倒造成的致命和非致命伤害、听力损失	为非标准工作中的工人制定新的具有成本效益的干预措施	风险过大的人口*，小企业	干预

注：上表粗体目标是校外研究的重点。

*例如：非标准工人、新工人、老年工人、青年工人、英语为第二语言的工人。

行动目标 7.1.1（干预研究）：进行干预研究，以制定和评估新的干预措施的成本效益，改善非标准工作中建筑工人的安全和健康。

行动目标 7.1.2（转化研究）：进行转化研究，以了解在非标准工作中的建筑工人中有效实施安全和健康干预的问题和需求。

行动目标 7.1.3（监测研究）：进行监测研究，以更好地描述非标准工作中建筑工人的风险因素。

7.2 医疗保健和社会援助中的劳动的组织

参与核心和专业项目：机动车安全中心、国家生产性老龄化和工作、通过设计、监测和转化研究进行预防。

雇主、工人、专业和劳工组织、医学教育工作者和认证机构利用 NIOSH 信息，通过卫生保健和社会援助部门的工作设计，改善职业安全和健康。

	健康结果	研究热点	研究对象	研究类型
A	**抑郁、焦虑、认知障碍、自杀**	**次优工作组织引起的疲劳和压力**	**卫生保健工作者，兽医及动物护理（VM/AC）人员，弱势群体**	**干预 转化**
B	抑郁、焦虑、认知障碍、自杀	改进对工作方法、工作因素（如心理社会和安全气候）和健康结果的监测	医疗保健和兽医及动物护理（VM/AC）人员	监测研究
C	**致命和非致命伤害**	**疲劳、压力、工作组织是通勤和换班期间机车碰撞的危险因素**	**住院医师，实习医师和家庭医护人员，工作时间长/日程不规则的其他人**	**干预 转化**
D	抑郁、焦虑、认知障碍、自杀	工作环境的压力，社会、人际和情景方面（特别是欺凌、暴力、人际互动，处理创伤性情况，如死亡、受伤、疾病、愤怒、悲伤、损失）	直接与患者/家庭，兽医及动物护理（VM/AC）人员工作者，小企业互动的医疗和社会援助工作者	干预
E	**传染病、血源性病原体感染**	**安全文化/安全氛围/安全领导**	**中小型医疗保健设施，护理助理，家庭医疗保健工作者，管理，兽医及动物护理（VM/AC）人员，其他对安全实践缺乏遵守的设施都有记录**	**干预 转化**
F	抑郁、焦虑、认知障碍	非标准工作	卫生保健工作者	干预 监控

注：上表粗体目标是校外研究的重点。

行动目标7.2.1（干预研究）：进行干预研究，以发展和评估工作设计和福利干预的有效性，减少卫生保健工作者的伤害和疾病。

行动目标7.2.2（转化研究）：进行转化研究，了解在卫生保健工作者中执行有效工作设计和福利干预的问题和需求。

行动目标7.2.3（监测研究）：开展监测研究，更好地跟踪卫生保健工作者，包括特遣队工作安排中的卫生保健工作者和兽医及动物护理（VM/AC）工作者的工作做法、工作因素（心理社会和安全气候）以及健康和安全结果。

7.3　采矿业中的劳动的组织和疲劳相关的伤害

工业、学术界、其他政府机构和标准制定机构采用基于NIOSH信息的工作场所解决方案，以减少与采矿工人疲劳相关的事件。

	健康结果	问题	研究对象	研究需要
A	致命和非致命伤害	连续几天轮班使人疲惫不堪	地下矿山	干预
B	致命和非致命伤害	面向任务的疲劳	露天矿（尤指金属/非金属）	干预
C	致命和非致命伤害	管理工作量的独特挑战（季节性、昼夜）	石头、沙子和砾石	干预
D	致命和非致命伤害	更系统的疲劳测量和报告	地下，表面，以及石头、沙子和砾石	监测研究

行动目标7.3.1（干预研究）：开展干预研究，以制定和评估减少工人疲劳的干预措施的有效性。

行动目标7.3.2（监测研究）：进行监测研究，以开发新的方法，系统地测量和报告采矿工人的疲劳问题。

7.4　公共安全中的劳动的组织和创伤后应激障碍、自杀和抑郁

公共安全部门管理、劳工组织和共识标准组织采用基于NIOSH研究的干预措施，预防公共安全工作者中的创伤后应激障碍（PTSD）、自杀和抑郁。

	健康结果	研究重点	研究对象	研究类型
A	创伤后应激障碍（PTSD）、药物滥用、抑郁	在问题发展为创伤后应激障碍（PTSD）、药物滥用和抑郁症之前确定问题	执法、消防、紧急医疗服务和修正	监测研究 干预

行动目标7.4.1（干预研究）：开展干预研究，以制定和评估在公共安全工作者中预防创伤后应激障碍（PTSD）、药物滥用和抑郁的干预措施的有效性。

行动目标7.4.2（监测研究）：进行监测研究，以确定职业暴露与公共安全工作者创伤后应激障碍（PTSD）、药物滥用和抑郁之间的关系。

7.5　服务业中的非标准工作

参与核心和专业项目：工人补偿研究中心、职业健康公平、小企业援助、安全熟练的劳动力、转化研究。

雇主、研究人员、非政府组织、工人和政策制定者将使用NIOSH信息来改善在服务部门非标准工作中的特遣队工人和工人的安全和健康。

	健康结果	研究重点	研究对象	研究类型
A	急性和慢性疾病、致命和非致命伤害	特遣队员的特征和风险因素	应急工人	监测研究
B	**致命和非致命伤害、肌肉骨骼疾患（MSDs）**	**雇主模棱两可，职业安全卫生培训不足，缺乏规划**	**临时机构工作人员**	**干预** **转化**

注：上表粗体目标是校外研究的重点。

行动目标7.5.1（干预研究）：开展干预研究，以制定和评估临时就业机构干预措施的有效性，改善服务部门临时机构工作人员的安全和健康。

行动目标7.5.2（转化研究）：进行转化研究，了解在服务部门的临时就业机构执行有效的安全和卫生干预措施的问题和需求。

行动目标7.5.3（监测研究）：进行监测研究，更好地描述服务部门非标准工作中的特遣队工人和工人的风险因素。

7.6　运输，仓储和公用事业中的劳动的组织与肥胖/慢性病

其他联邦机构、贸易协会、劳工组织、雇主、业主/经营者和研究人员使

用NIOSH信息来减少运输、仓储和公用事业工人中的肥胖和慢性病。

	健康结果	研究重点	研究对象	研究类型
A	代谢紊乱、睡眠障碍	危险因素（肥胖、久坐工作、缺乏健康饮食选择、压力、无聊）	长途货车司机，短途货车司机，公交和过境司机，铁路工人	干预
B	代谢紊乱、睡眠障碍	了解肥胖和疲劳之间的联系	长途货车司机，短途货车司机，公交和过境司机，铁路工人	干预
C	心血管疾病，代谢紊乱，睡眠紊乱，抑郁，焦虑	探索现有数据和有效监测疲劳和应力贡献的方法	长途卡车司机，短途卡车司机，公共汽车和过境司机，铁路工人，航空，公用事业工人，海运，信使	监测研究
D	心血管疾病，代谢紊乱，睡眠紊乱，抑郁，焦虑	处理社会经济风险因素（获得医疗保健、非标准工作）	长途卡车司机，短途卡车司机，信使，轨道交通和公共汽车，仓库工人，公用事业工人	干预

行动目标7.6.1（干预研究）：开展干预研究，以评估干预措施的有效性，解决在运输、仓储和公用事业工人中导致肥胖和慢性病的工作组织和社会经济因素。

行动目标7.6.2（监测研究）：开展监测研究，对运输工人慢性病的危险因素进行监测研究。

7.7　运输，仓储和公用事业中的劳动的组织和疲劳相关的伤害

其他联邦机构、行业协会、劳工组织、雇主、业主/经营者和研究人员使用NIOSH信息来减少与运输和公用事业工人的疲劳和压力有关的伤害和死亡。

	健康结果	研究重点	研究对象	研究类型
A	致命和非致命伤害	进行疲劳和应激干预	卡车司机，公共汽车和过境司机，航空，海运，铁路和公用事业	干预

（续）

	健康结果	研究重点	研究对象	研究类型
B	致命和非致命伤害	制定药物和物质使用（压力或疲劳引起的）干预措施	卡车司机，公共汽车和过境司机，航空，海运，铁路和公用事业	干预

行动目标7.7.1（干预研究）：进行干预研究，以制定和评估旨在减少疲劳和应激（以及相关的药物和物质使用）的干预措施的有效性，以防止运输和公用事业工人的伤害和死亡。

7.8　运输，仓储和公用事业中的紧张/疲劳和人机交互作用

其他联邦机构、行业协会、劳工组织、雇主、业主/经营者和研究人员使用NIOSH信息来减少TWU工人之间的人机交互造成的伤害。

	健康结果	研究重点	研究对象	研究需要
A	致命和非致命伤害	重复性任务，精神疲惫	仓库工人，信使，海运、铁路和航空工人，卡车司机，过境工人	干预
B	致命和非致命伤害	自主车辆位移	卡车司机，航空、海运和铁路工人	干预
C	致命和非致命伤害	机器人和外骨骼以及与疲劳和应力的相互作用	仓库工人，信使，信使，公用事业工人，行李搬运工	监测研究

行动目标7.8.1（干预研究）：开展干预研究，以制定和评估干预措施的有效性，减少运输和仓储工人中与单调任务和自主车辆相关的伤害。

行动目标7.8.2（监测研究）：进行监测研究，以便更好地了解创伤、压力和机器人学以及外骨骼之间的关系，以及与TWU工人的疲劳和位移的心理社会压力的相互作用。

7.9　批发及零售贸易中的劳动的组织和肌肉骨骼疾患

参与核心和专业项目：暴露评估、职业健康公平、小企业援助、监测和转化研究。

雇主利用NIOSH信息进行有关管理和组织工作的决策，以减少批发和零

售贸易工人的肌肉骨骼疾患。

	健康结果	问题	研究对象	研究需要
A	肌肉骨骼疾患	工作组织	食品、饮料、建筑和园艺材料和一般商品分部门，工作安排不规范的工人和其他弱势工人群体	干预
B	**肌肉骨骼疾患**	**开发交流和培训产品**	**食品和饮料及一般商品分部门**	**转化**
C	肌肉骨骼疾患	雇主行为经济学与组织文化	小企业，非标准工作工人和其他弱势工人群体	监测研究

注：上表粗体目标是校外研究的重点。

行动目标 7.9.1（干预研究）：进行干预研究，以制定和评估管理和组织工作的最佳做法，减少批发和零售业工人的肌肉骨骼疾患。

行动目标 7.9.2（转化研究）：开展转化研究，对在批发和零售贸易中实施有效的肌肉骨骼疾患干预的障碍和促进因素进行研究。

行动目标 7.9.3（监测研究）：开展监测研究，以开发和加强监测方法，更好地确定雇主行为经济学和组织文化特征，这些特征是肌肉骨骼疾患和临床前肌肉骨骼疼痛症状在批发和零售业工人中的危险因素。

三、服务目标

服务目标是为 NIOSH 的使命作出贡献，包括为 NIOSH 员工提供内部支持以及为 NIOSH 以外的个人和组织提供服务两种形式，或者两者兼而有之，有些服务是法律规定的。服务可以支持单一部门或跨部门（如煤炭工人健康监督计划让采矿部门受益），而其他则是跨多部门［如死亡事故评估与控制评价（Fatality Assessment and Control Evaluation，FACE）项目在各行业调查各种原因导致的意外死亡事故］。NIOSH 提供以下服务工作：

（1）呼吸器认可。

（2）健康危害评估（HHE）。

（3）辐射剂量重构。

（4）灾害科学响应者研究（DSRR）活动除外的应急准备和响应活动。

（5）全球合作。

（6）煤炭工人健康监护项目行动。

（7）B-Reader认证。

（8）肺功能测定。

（9）矿工法案行动。

（10）病死率评估和控制评估（FACE）活动。

（11）消防员死亡调查和预防（FFFIP）行动，伤害和疾病监测（非监测研究）。

（12）信息和传播行动，包括NIOSH网站和NIOSHTIC-2出版物数据库。

服务的中级目标明确服务行动的改进和维护措施，让单位或个人能够更容易或更快地采取行动。某种情况下，NIOSH的利益相关方能够采取直接行动来改善其职业安全和健康，如接受HHE报告的雇主。而在其他情况下，服务不那么直接，如NIOSH网络团队可能会为NIOSH员工提供支持，后者可以在线发布新信息，帮助外部利益相关方采取行动。中级目标可以支持多个战略目标，专项服务行动可能只来自一个战略目标，但其他的可能来自几个甚至全部七个战略目标，以支持广泛的职业安全和健康行动。

服务的行动目标是改善或维持服务的及时性、相关性和质量的活动陈述。如果无法达到改善，项目就会围绕维持高质量服务功能确立其目标。NIOSH的服务目标如下：

1. 监测项目

战略目标：1-7。

（1）预防癌症、生殖、心血管和其他慢性疾病。

（2）预防听力损失。

（3）预防免疫、传染病和皮肤病。

（4）减少职业肌肉骨骼疾病。

（5）减少职业性呼吸道疾病。

（6）预防创伤性损伤。

（7）健康的工作设计和幸福感。

中期目标：NIOSH部门和跨部门项目以及外部利益相关方，应用NIOSH监测数据和信息产品来识别、监测和评估职业安全和健康危害以及与工作相关的健康结局，减少职业性病患和伤害，控制危害，促进工人的福祉。

行动目标：

（1）维持并提高NIOSH主导或强化的正在实施的监测系统的质量和及时性，这些监测系统提供有关工人危害、疾病和伤害负担的数据以及干预措施的效果，包括但不限于：

①成人血铅流行病学和监测（ABLES）。

②基于各州的工作相关哮喘监测（WRA）。

③职业性听力损失（OHL）监测。

④行为风险因素监测系统（行业和职业模块）。

⑤商业性捕鱼事件数据库。

⑥煤炭工人健康监护计划。

⑦死亡事故评估与控制评价。

⑧消防员死亡调查和预防计划。

⑨油气开采意外死亡（FOG）。

⑩国家电力伤害监测系统（NEISS）工作-职业补充。

⑪国家职业死亡监测（NOMS）/国家职业呼吸死亡系统（NORMS）。

⑫职业健康安全网络。

⑬哨点-农药/农药疾病和伤害监测。

⑭基于各州的监测硅肺病计划。

⑮NIOSH工人赔偿研究中心（CWCS）。

（2）开发技术，以支持和加强正在进行的和新的NIOSH主导的监测系统。

（3）使用传统的、基于网络、社交媒体和新的工具和资源来传播职业安全与卫生（OSH）监测数据，并使其更易于访问和使用。

（4）鼓励在信息系统中纳入与工作相关的标准化代码和叙述性信息，以增加对工作与健康之间关系的理解。

（5）确定和分析新的数据来源，以填补工人群体中疾病、伤害和职业暴露的空白。

2. 矿工法案

战略目标：2、4、5。

（1）减少职业性听力损失。

（2）减少职业肌肉骨骼疾病。

（3）减少职业性呼吸道疾病。

中级目标：工业界（生产者、工人、制造商、供应商）、学术界和其他政府机构使用NIOSH根据矿工法案项目启动的研究结果，制定和实施降低矿山灾难风险并提高矿工生存能力的工作场所解决方案。

行动目标：

（1）通过BAA或RFP流程，识别、确定采矿和勘察过程中健康和安全关键技术差距，推动和监督技术开发和商业化合同以解决这些差距。

（2）在地下矿井通风和地面控制领域，遴选、推动和监督能力建设合约，支持终身学术职位和研究生攻读高级学位，以针对性开展应对工作场所健康和安全挑战的研究。

（3）通过工作小组和协议方式建立跨部门的合作关系，来发现和利用现有的联邦能力以及能够进一步深化的研究，去解决采矿中的健康和安全技术差距。

3. 呼吸器批准程序

战略目标：1、3、5。

（1）减少职业癌症、心血管疾病、不良生殖结果和其他慢性疾病。

（2）减少职业免疫、传染病和皮肤病。

（3）减少职业性呼吸道疾病。

中级目标：用户可以选择和使用符合NIOSH性能要求的各种呼吸器。

行动目标：

（1）通过实施高效、高质量的呼吸器认可程序，以确保全国呼吸器供应的完整性。

（2）开展上市后监督行动（如进行审核和现场调查），以建立纠正措施，并告知用户关于呼吸器选择的决定（如常规使用、拨款和库存决策）。

（3）开发新的或改进的测试系统和方法，以促进呼吸保护的发展。

（4）与合作伙伴一起开发和传播关于选择、使用和维护呼吸器的指导、建议、延伸产品和方法。

4. 辐射剂量评估

战略目标：1。

减少职业癌症、心血管疾病、不良生殖结果和其他慢性疾病。

中级目标：4.1 劳工部和卫生与公众服务部部长能应用NIOSH的剂量重建结果分别完成索赔和添加新类别到特殊暴露队列中。

行动目标：

（1）4.1.1为能源业雇员职业病补偿计划法案（EEOCIPA）索赔人或其幸存者进行及时、高质量的辐射剂量重建。

（2）4.1.2对EEOCIPA申请人或其幸存者进行及时、高质量的特殊暴露队列（SEC）评估。

（3）4.1.3回应咨询委员会对现场概况、程序文件和剂量重建的审查，提高项目的科学质量。

5. 煤炭工人健康监护计划（CWHSP）

战略目标：5。

减少职业性呼吸道疾病。

中级目标：5.1煤矿工人了解他们的呼吸系统健康状况，并能够作出改善他们个人健康状况明智的选择。工业界、劳工、决策者、矿山安全健康管理署、学者和其他有能力改善预防的机构能利用NIOSH煤炭工人健康监护计划的人口水平数据，采取可能减少煤矿工人呼吸道疾病的负担的行动。

行动目标：

（1）5.1.1CWHSP能与矿山运营商和医疗机构合作，以确保监护服务的可及性和高质量。

（2）5.1.2CWHSP能开展流动的外展行动，以提高监护的参与度。

（3）5.1.3CWHSP将向煤矿工人提供及时和个性化的有关其检查结果以及描述相关承担预防责任的利益相关方呼吸道疾病负担的群体信息。

6. B-Reader认证计划

战略目标：5。

减少职业性呼吸道疾病。

中级目标：5.2工人、雇主和其他利益相关方能及时获得医疗机构帮助，这些医疗机构能应用国际劳工组织的系统对尘肺胸部X光片的变化进行有效分级。

行动目标：B-Reader认证项目。

（1）5.2.1为医生提供学习国际劳工组织（ILO）胸片分级的机会。

（2）5.2.2为医生提供记载通过认证考试证明其使用ILO分级胸片能力的机会。

（3）5.2.3通过应用当今成像技术和其他方面努力的更新，改进对ILO胸片分级的培训和认证测试。

7. 肺量测定课程认证计划

战略目标：5。

减少职业性呼吸道疾病。

中级目标：5.3 工人、雇主和其他利益相关方可以找到能够胜任高质量肺功能测定的技术人员。

行动目标：

（1）5.3.1 帮助寻求提供 NIOSH 认可的肺功能测定培训课程的人员建立和维护这些课程。

（2）5.3.2 定期审核 NIOSH 认证的肺功能测定培训课程，以确保他们提供高质量培训。

（3）5.3.3 开展一系列行动，促进高质量的肺功能测定。如提供有关当前最佳实践指南的最新的、循证的信息化材料。

8. 健康危害评估（HHE）

战略目标：1-7。

（1）预防癌症、生殖、心血管和其他慢性疾病。

（2）预防听力损失。

（3）预防免疫、传染病和皮肤病。

（4）减少职业肌肉骨骼疾病。

（5）减少职业性呼吸道疾病。

（6）预防创伤性损伤。

（7）健康的工作设计和幸福感。

中级目标：6.1 利益相关方提交 HHE 请求，以满足脆弱人群需求，解决新出现的职业卫生问题并能够产生广泛的预防作用。

行动目标：

（1）6.1.1 与卫生部门联系，提高对 HEE 服务的认识和利用。

（2）6.1.2 与特定行业的雇主、雇员及工会联系，提高对 HEE 服务的认识和利用。

中级目标：6.2 利益相关方在 HHE 已经评估的场所落实建议措施。

行动目标：

（1）6.2.1 维持其确保及时和高质量完成评估的能力。

（2）6.2.2评估并改进其通信产品，增加其预防建议的采纳率。

（3）6.2.3持续评估有效性，通过持续、系统的回溯计划，获得正在评价的工作场所的雇主、员工和工会的反馈。

中级目标：6.3在未实施HHE项目评估的工作场所的利益相关方以及相关机构和组织，能知晓在HHE项目行动中被识别的危害以及行动建议。

行动目标：

（1）6.3.1维持最新的、用户友好型的网页，以分享其行动的成果。

（2）6.3.2应用社交媒体，让不同利益相关方能接触到HHE项目。

（3）6.3.3直接与制定标准和指南的机构共享信息。

中级目标：6.4医生、护士、工业卫生人员和其他专业人员使用HHE培训和教育，从公共卫生角度处理工作场所的健康危害问题。

行动目标：

（1）6.4.1为职业安全和健康专业人员提供课堂和现场培训机会。

（2）6.4.2依据其工作场所提供现场和在线教学讲座。

9. 应急准备和应急办公室

战略目标：1–7。

（1）预防癌症、生殖、心血管和其他慢性疾病。

（2）预防听力损失。

（3）预防免疫、传染病和皮肤病。

（4）减少职业肌肉骨骼疾病。

（5）减少职业性呼吸道疾病。

（6）预防创伤性损伤。

（7）健康的工作设计和幸福感。

中级目标：7.1为保护工人，雇主和联邦、州、地方政府将职业安全健康整合到针对化学、生物、放射和自然事件的规划和应急准备工作中。

行动目标：

（1）7.1.1将NIOSH的知识转化为联邦响应应急和恢复规划。

（2）7.1.2确定应急响应知识的缺口并增加培训研究的机会，以新的知识来提高健康和安全水平。

（3）7.1.3确保NIOSH通过人员和设备的待命能力来支持事件的响应。

（4）7.1.4与利益相关方进行接洽，以提高对应急响应人员健康监测和监督（ERHMS）系统的认识和使用。

中级目标：7.2为保护工人，雇主和联邦、州、地方政府将职业安全健康整合到针对化学、生物、放射和自然事件的规划和应急准备工作中。

行动目标：

（1）7.2.1将NIOSH知识转化为事件具体指导方案等产品，确保工人的健康和安全。

（2）7.2.2在事件期间，及时对利益相关方的信息请求进行回应。

10. 全球合作

战略目标：1-7。

（1）预防癌症、生殖、心血管和其他慢性疾病。

（2）预防听力损失。

（3）预防免疫、传染病和皮肤病。

（4）减少职业肌肉骨骼疾病。

（5）减少职业性呼吸道疾病。

（6）预防创伤性损伤。

（7）健康的工作设计和幸福感。

中级目标：8.1在美国或全球的合作伙伴具有减少职业病、伤害和死亡所需的能力和专业知识。

行动目标：

（1）8.1.1参与世界卫生组织提高全球职业性疾患和伤害监测能力的项目。

（2）8.1.2NIOSH专家参与技术委员会的工作，该委员会制定针对广泛工作场所问题的国际标准，其领域从呼吸器到工作场所空气，从实验室方法到二氧化硅暴露，再到道路安全。

（3）8.1.3作为WHO职业卫生合作中心，旨在加强全球职业安全与健康。

（4）8.1.4NIOSH与WHO、泛美卫生组织（PAHO）以及其他国际实体合作，建立初级卫生保健提供者的能力培养和卫生保健工作者的培训项目。

11. 死亡率评估和控制评价（FACE）

战略目标：6。

改善工作场所安全以减少创伤性伤害。

中级目标：9.1雇主落实NIOSH FACE报告中提出的建议，防止类似死亡。

行动目标：

（1）9.1.1 为执法机构提供预防与机动车相关死亡的建议。

（2）9.1.2 为雇主提供预防机械人造成的死亡建议。

（3）9.1.3 为雇主提供相关建议，以预防经州 FACE 调查确认的死亡案例相类似死亡。

12. 消防队员死亡调查及预防计划（FFFIPP）

战略目标：6。

改善工作场所安全以减少创伤性伤害。

中级目标：9.2 消防相关利益人员落实 NIOSH FFFIPP 报告中提出预防死亡的建议。

行动目标：

（1）9.2.1 为消防人员提供预防与机动车相关死亡的建议。

（2）9.2.2 为消防人员提供预防结构性火灾造成的死亡建议。

（3）9.2.3 提供从消防人员死亡到标准设置机构的调查结果，以改进现有消防服务标准。

13. 教育及咨询部门（EID）

战略目标：1-7。

（1）预防癌症、生殖、心血管和其他慢性疾病。

（2）预防听力损失。

（3）预防免疫、传染病和皮肤病。

（4）减少职业肌肉骨骼疾病。

（5）减少职业性呼吸道疾病。

（6）预防创伤性损伤。

（7）健康的工作设计和幸福感。

中级目标：10.1 广泛的利益相关方都可知晓并利用 NIOSH 提供的高质量信息。

行动目标：

（1）10.1.1 EID 文档开发、文档编写、著者-编者、视觉传播/设计和 Web 团队创造性地将 NIOSH 研究成果转化为针对雇主、工人和其他人的优质教育和技术科学产品。

（2）10.1.2 EID 著者-编辑、视觉传播/设计、文档开发和网络团队通过及时、针对性的、高质量的发帖于 NIOSH 网站，维护和改善 NIOSH 信息的传播。

（3）10.1.3 EID 会展、视觉传播/设计、著者-编辑、文档开发团队将通过科研会议上的展览，维护和改进 NIOSH 信息的传播。

（4）10.1.4 EID NIOSHTIC-2 和网络小组将维护和改进 NIOSH 研究和信息产品在书目研究数据库中的文档化和可访问性。

（5）10.1.5 EID 文档开发、视觉传播/设计、著者-编辑、网络团队通过有针对性的使用社交媒体和传播产品，维护和改善 NIOSH 信息的传播。

（6）10.1.6 EID NIOSH-info 团队将通过对公众质询的回应，将 NIOSH 信息直接集中传播给公众。

（7）10.1.7 EID 文档开发和 web 团队维护和改进 NIOSH 教育和技术科学产品的评估，以更有效地满足内部和外部利益相关者的需求。

14. 员工发展

战略目标：1-7。

NIOSH 被授权提供足够的合格人员来实施《职业安全与健康法》的目的。NIOSH 资助的教育和研究中心（ERC）和培训项目赠款（TPG），通过职业安全与健康（OSH）员工培训、继续教育、区域外展，是实现这一任务的主要手段。战略目标包括：

（1）预防癌症、生殖、心血管和其他慢性疾病。

（2）预防听力损失。

（3）预防免疫、传染病和皮肤病。

（4）减少职业肌肉骨骼疾病。

（5）减少职业性呼吸道疾病。

（6）预防创伤性损伤。

（7）健康的工作设计和幸福感。

中级目标：11.1 NIOSH 培训的 OSH 专业人员工作在工业界、劳工、学术界和政府部门等机构，以改善美国劳动力的职业健康和安全。

行动目标：

（1）11.1.1 提供认可的本科、研究生学术培训，以及博士后和专业人员学历证书培训，推进 OSH 领域新型、动态的方法来减少工伤、疾病和死亡。

（2）11.1.2 进行定期需求评估，以确定支持这些专业能力需求的核心及密切相关学科的OSH课程。

（3）11.1.3 提供其学员的学习进度及职业安置的年度报告。

中级目标：11.2 OSH专业人员、从业人员、研究人员和工作人员通过NIOSH资助的继续教育项目获得知识，并应用这些知识改善工作场所的健康和安全。

行动目标：

（1）11.2.1 开发提供基于需求的继续教育项目，通过包括研讨会、课堂教学、在线和其他虚拟教学方法的各种方式达到目标受众。

（2）11.2.2 定期进行需求评估，以确定最适合职业安全卫生专业人员继续教育的论题、主题、课程内容、培训时长和教学方法。

（3）11.2.3 提供关于其继续教育项目进展的年度报告。

中级目标：11.3 OSH专业人员、工作人员和其他人员从NOISH资助的ERC和TPGs拓展计划中获取知识，并应用这些知识减少工伤、疾病和死亡。

行动目标：

（1）11.3.1 提供促进工人安全和健康的外展项目。覆盖弱势、缺乏服务和代表性不足的工人群体，并且满足地区或国家工作场所的OSH需求。

（2）11.3.2 进行定期需求评估，以确定区域性企业、社团、机构或其他组织之间的OSH外展计划需求。

（3）11.3.3 提供OSH外展计划进展的年度报告。

附件2　（公益社团法人）日本产业卫生学会未来10年职业健康领域优先研究课题

日本产业卫生学会属于日本公益社团法人机构，其目的是振兴有关职业健康领域的学术研究，从而推动预防职业性疾病以及保持和增进劳动者健康，并推动日本学术与社会的发展。

为了实现上述目的，该学会主要开展以下活动：

（1）举办职业健康领域的学术大会、演讲会、研修班等。

（2）发行学会杂志、学会图书，并收集和编撰有关职业健康的资料。

（3）提出有害物质容许浓度、生物学容许限值、物理因素容许标准以及其他有关职业健康的各种标准。

（4）召开职业健康委员会、各职能研究部的部会以及其他研究会等。

（5）开展职业健康调查研究。

（6）其他实现学会目的所需的必要活动。

经该学会理事会决定，自2014年10月开始，面向日本全国学会会员收集未来10年急需实施的重点职业健康（职业保健）领域研究课题，并于2016年1月，经学会第四次理事会研究讨论，在其官方网站（https://www.sanei.or.jp）公布了以下优先研究课题。

一、低剂量放射线长期暴露影响的生物学反应研究

之所以认为放射线影响尚不十分明了，是因为如果考虑到各种各样的风险，则对于判断只是放射线影响的根据尚处于不清楚的微小程度。由于从暴露开始到发生癌症与白血病需要很长的时间，因此，实施流行病学研究是观察长期影响的最佳有效方法。但是，由于其采用统计学处理方法，故有可能影响其差异有意义性的判定。而在人类人群中开展低剂量放射线影响的实验性研究，从而获取科学性数据的方法，在伦理上则是不被允许的。为此，如果找出能够

显示生物学影响的生物标志物，则可以通过连续地评价放射线影响，从而实现对发生癌症与白血病风险的评价，故该方法是一种非常有益的评价方法。同时，在定期职业健康检查中，通过应用这一指标来将放射线影响的信息告知劳动者的话，还可以减少劳动者对放射线暴露损害的担心。

二、噪声作业场所作业环境检测中引入个体暴露检测有用性的研究

我国有害作业职业健康检查中，其健康异常人数以及异常发生率最高的是噪声所致听力下降。由于噪声工作场所经常存在难以降低噪声源的噪声强度以及隔离噪声源等，故往往需要劳动者佩戴噪声防护用品。我国目前对于是否需佩戴噪声防护用品的判断标准是噪声的作业环境检测，其检测内容包括主要的单元场所检测（A 检测）以及在接近发生源作业时的作业位置检测（B 检测）。但是，当劳动者进行移动式作业时，现在的作业环境检测方法，有可能不能获得听力保护所需的必要信息。

因此，有必要针对不同的作业形式，对比现行的作业环境检测结果与个体暴露检测结果的差异，制定需要实施个体暴露检测的作业清单，并为将个体暴露检测结果作为 B 检测结果用以噪声作业风险评价提供资料。

三、事故灾害职业保健——构建保障事故灾害经历人员安全健康的支援体制

美国在 2001 年经历了全美同时多发恐怖事件以后，在 US National Response Plan（此后更新为 National Response Framework）中，加入了职业安全健康（Workers Safety and Health）项目，从而完善了事故灾害发生后职业安全健康专家迅速开展支援的体制。但是，我国在东日本大地震以及福岛第一原子能发电厂事故后，虽然很多劳动者暴露于健康风险，但是在防灾基本计划中却找不到职业健康的定位，目前也没有构建专业性支援体制的人才。因此，为了顺利度过东日本大地震等事故灾害的影响，有必要尽快建立保障事故灾害经历人员健康的支援体制。

四、预防中暑容许标准的再探讨以及中暑防护用品客观评价标准的制定

1983 年日本产业卫生学会颁布的高温作业容许标准，其对于服装、休息频次与时间、目标性体温上升限度等的定义不明确，而且，该标准没有涉及连

续 1 小时以上作业时的标准以及应当终止作业的标准。此外，该标准是以“适应高温作业环境且熟练作业的健康成年男子”为对象，因此，标准对于老龄劳动者和罹患基础性疾患的高风险人员是否适用尚不明晰。同时，近年来，市场上流通的高温防护用品众多，并广泛应用于劳动现场，这些防护用品当中，虽然具有降低皮肤接触面部分身体温度的效果，但实际是否具有预防中暑发生的效果，很多尚缺乏科学性根据。

因此，有必要通过测定标准规定条件下体温的变化，对容许标准的妥当性进行再次验证，并探讨老龄劳动者对该标准的适用性，提出实施预防对策所需的措施界定限度等。同时，为了针对高温防护用品建立客观性评价标准，以便为劳动者选择有效的防护用品时提供判断依据。

五、旨在预防高温中暑的外耳道温度计监测高温作业人员个体暴露水平研究

我国高温作业场所的预防措施，主要是对高温作业环境进行评价，然后基于评价结果改善作业环境，当改善作业环境存在困难时，则是统一性地利用调整作业内容和作业时间，采取避免劳动者过度负荷的措施。但是，由于针对高温环境的机体反应存在较大的个人差异，上述统一性的管理措施很难对所有劳动者进行适当的管理。而且，随着近年来劳动人口老龄化与雇佣形态多样化的发展，许多体力衰弱以及罹患基础疾患的高风险人员也在高温工作场所从事作业。

因此，基于上述背景与原因，对高温作业人员采取统一性的管理措施显然存在一定的界限，为了真正评价每一名高温作业人员的机体负荷，监测每一名高温作业人员的核心体温至关重要。利用能够实时连续检测核心体温的外耳道插入型体温计，建立个体高温暴露监测体系并应用于工作现场，则可以在改善作业环境措施的基础上实现对高温作业人员的个体管理，从而预防高风险人员发生高温中暑。

六、旨在强化生活习惯病的一级预防与防止病情加重的完善企业饮食环境及其相关人才培养与应用的研究

基于我国以往的研究成果，有望在职业保健领域取得完善饮食环境的效果。但是，当作为面向整个职业人群的策略实施完善饮食环境措施时，其对于年轻劳动者以及接受特定保健指导后的劳动者的效果则有待探讨。

此外，由于在企业的健康管理部门基本上没有配备专业的营养管理人员，故需要对企业职工食堂的管理人员等进行一定的培训教育，并推动其与职业健康医师和职业健康护士的紧密协作，根据企业劳动者的健康状态实施改善饮食菜单以及提供信息等。对这一措施在改善年轻劳动者与接受特定保健指导后劳动者的健康效果方面有必要进行验证。

七、年龄与管理模型的开发研究

随着劳动者老龄化的进展，为了确保劳动者身心两方面的健康并能够持续就业，需要根据劳动者年龄实施健康管理与健康增进措施，同时，还应努力维持和提高其劳动生产效率。亦即，从年龄与管理的角度开展各项活动至关重要，这也是职业健康领域的重要研究课题。

虽然以往的研究成果已经在社会上广泛应用，但是，有必要将其从总论性探讨向各论性探讨进行深入，亦即，需要在以往经验模型的基础上更加精细化，建立实际工作现场的年龄与管理计划，并不断积累计划实施所需的经验方法。

八、关于构建有效评价职业保健护理活动流行病学模型的研究

为了促进职业保健护理岗位的合理配置，构建评价职业保健护理工作的质量且基于经济效果等客观指标的模型至关重要。通过建立这一模型，可以实现对每一职业保健护理岗位工作的客观性评价，并立足各自职业保健护理岗位的客观性指标特性，实现岗位合理配置，最终实现提高职业保健护理工作的质量。

九、利用HRCT对职业环境引起呼吸系统疾病的筛查性健康监护研究

CT特别是HRCT在肺部疾病的诊断中发挥着极为重要的作用，作为职业环境引起呼吸系统疾病的HRCT影像的定量分类与描述的方法，目前已开发了ICOERD。但是，对于利用ICOERD读片中的Accuracy & Reproducibility问题，目前尚缺少充分的报告。而且，自2005年开发ICOERD之后，有关HRCT的知识也不断发展，有必要对HRCT分类本身进行修订。

十、与工作相关疾病有关的工作状况因素及其健康影响研究——对于劳动者健康存在最佳劳动时间

众多研究表明，急性心肌梗死和脑血管疾病与长时间劳动存在一定的相关

关系。但是，目前对于每月加班时间小于35小时人群，尚缺乏急性心肌梗死和脑血管疾病发病风险的充分流行病学研究。此外，针对心率变化的生理学实验，结果表明，职业环境对自律神经系统也显示U字形相关，提示也可能对自律神经活动产生影响。综上可见，对于依据劳动时间的职业健康管理，今后还有许多有待研究和解决的课题。

同时，利用“职业紧张检查”来检查精神性健康程度，其敏感度与特异性尚不明确，每月最长加班时间确定为80~100小时也缺乏充分的科学依据。工作相关因素与工作相关疾病发生之间也缺乏必要的科学依据。

十一、企业预防生活习惯疾病和预防事故发生的睡眠预防医学研究

近年来的实验研究以及以人为对象的临床研究和流行病学研究中，睡眠习惯和睡眠障碍影响健康损害特别是影响生活习惯疾病的报告越来越多。同时，厚生劳动省于2014年发布了《提高健康所需的睡眠指南2014》，表明对于保持和增进健康“睡眠”具有高度重要性。也有报告指出，睡眠与饮食生活和运动习惯的相互关系及其相互作用也会影响生活习惯疾病。

以往企业主要重视睡眠和休养对预防安全事故与提高作业效率方面的重要作用，但很少涉及生活习惯疾病这类健康课题。所以，在以往改善饮食习惯和运动习惯的生活习惯疾病对策的基础上，加以考虑睡眠习惯和睡眠障碍，从而提出综合性的改善生活习惯方法，将极大地有助于生活习惯疾病预防措施的发展。

十二、关于职业健康工作中有害因素健康风险评价的研究

工作场所对有害因素的职业健康风险管理的基础是基于科学根据的风险评价，包括基于医学根据的有害性识别与剂量反应评价以及基于作业现场的职业暴露水平评价。对于有害性识别与剂量反应评价，至少应当涵盖《劳动安全卫生法》要求的640种化学物质的风险评价。而且，为了实现高精度的风险评价，有必要探讨剂量反应关系的模型化方法以及流行病学研究的职业暴露评价方法和健康效应评价方法。对于职业暴露水平的评价，由于我国一直实施作业环境评价，因此缺少“作业环境浓度评价”与“职业暴露浓度评价”的关联性信息，而且有必要开发职业暴露的检测方法以及检测设备等。

附件 3　日本劳动安全健康综合研究所职业健康研究团队及其 2014—2020 年主要职业健康研究课题

日本劳动安全健康综合研究所（JNIOSH）是厚生劳动省所辖独立行政法人的劳动者健康安全机构的一个研究所，其目的是对企业的事故预防、保持与增进劳动者健康以及职业病的病因、检查与诊断、预防及其他职业病相关事项实施综合性调查与研究，从而为确保劳动者的安全与健康作出贡献。为了实现这一目的，该研究所从理学、工学、医学、健康科学等各种角度，开展旨在预防劳动事故与健康损害的综合性、专业性调查研究，并从科学技术的角度为政府制定政策与法规提供技术支撑，并通过积极向企业提供调查研究取得的成果，从而努力实现确保并提高企业职业安全健康水平。

该研究所在其官方网站（https：//www. jniosh. go. jp）公布了本所职业健康有关研究团队的主要任务及其 2014—2020 年主要职业健康研究课题情况。

一、工业毒理与机体影响研究小组

（一）研究小组主要任务

针对工业现场发生的各种中毒性疾病（包括职业性肿瘤）的病因以及发生机制等，重点开展实验性研究。为了预防职业性疾病的发生，对可能产生健康影响的化学物质和物理因素等的有害性进行评价性研究，以及研究性别、年龄、个人等因素对发生职业性疾病所产生的影响。为了早期发现职业性疾病，研究识别与评价机体影响所需的有效指标，以及研究把握有害物质暴露程度所需的体内指标。当前研究的主要题目是化学物质的基因损伤以及化学物质对生殖、免疫及神经系统的影响。

（二）研究小组 2014—2020 年职业健康研究课题情况

工业毒理与机体影响小组 2014—2020 年职业健康研究课题情况见附表 3-1。

附表 3-1 工业毒理与机体影响小组 2014—2020 年职业健康研究课题

序号	研 究 题 目	研究性质	开始	结束
1	对医疗机构职业性非电离辐射暴露的评估和调查	课题研究	2017-04	2020-03
2	芳香胺类的经皮吸收实验研究	基础研究	2018-04	2020-03
3	工业化学品 DNA 损伤性筛选研究：γ-H2 AX 系统的升级和应用	基础研究	2018-04	2021-03
4	可吸入颗粒物在啮齿动物中的肺和全身毒性：一项初步研究	基础研究	2018-04	2021-03
5	年龄对低浓度化学物质气味所致行为性变化的影响	基础研究	2017-04	2020-03
6	芳香胺毒性作用及代谢途径的机制研究	基础研究	2017-04	2020-03
7	针对倒班光照/黑暗转变条件所致睾丸损害诱发机制的基础性分析	基础研究	2017-04	2019-03
8	开发以生化组蛋白修饰变化为指标的化学物质致癌性评价方法的基础性研究	基础研究	2015-04	2018-03
9	低浓度有机溶剂臭气所致神经行为学变化的动物试验性分析研究	基础研究	2015-04	2017-03
10	关于可能具有生殖毒性化学物质的健康影响评价研究	基础研究	2015-04	2017-03
11	铍化合物粒子吸入暴露的毒性研究	基础研究	2014-07	2017-03
12	关于职业性暴露电磁场的有害性评价与防止暴露措施的研究	基础研究	2014-04	2017-03
13	光照/黑暗转变条件所致睾丸功能损害-分析与预防方法的探索	基础研究	2014-04	2017-03
14	校正印刷过程使用的清洗剂对机体影响与活性代谢物的探讨	基础研究	2014-07	2017-03
15	BeLPT 对接触铍的工人健康检查的重新评估	基础研究 影响研究	2016-04	2019-03
16	与电磁场暴露有关的健康影响的文献调查	基础研究	2018-04	2019-03
17	工业化学品毒性评价体系的建立	基础研究	2017-04	2020-03
18	邻甲苯胺等芳香胺所致膀胱癌的原因探讨及其预防的综合性研究	竞争性资金研究	2017-04	2020-03

附表3-1（续）

序号	研　究　题　目	研究性质	开始	结束
19	利用药物代谢酶CYP2E1建立工业化学物质毒性评价系统	竞争性资金研究	2017-04	2020-03
20	阐明二氧化钛纳米颗粒诱导睾丸毒性的分子机制	竞争性资金研究	2015-04	2019-03
21	利用二要素（摄入量+毒性）同时分析开发新纳米材料的风险评价方法	竞争性资金研究	2015-09	2017-03
22	胶版印刷工艺机体影响评价的流行病学调查研究	竞争性资金研究	2014-04	2017-03
23	氯系列有机溶剂的体内代谢与发生遗传毒性关系的研究	竞争性资金研究	2014-04	2017-03
24	细胞分化过程机体微量元素的变化与分子控制机制的分析	竞争性资金研究	2014-04	2017-03

二、职业紧张（压力）研究小组

（一）研究小组主要任务

调查和研究劳动者健康状态的评价技术以及健康管理的技术方法。主要从心里社会性和生理性的角度，评价劳动时间和休息时间以及其他劳动条件对劳动者健康的影响，以及评价伴随劳动产生的精神性紧张对劳动者健康的影响，并通过开发这些评价技术以及改善作业条件以满足劳动者的身体性条件等，研究企业现场所有劳动者均能健康、舒适地工作的健康管理和作业管理的技术方法。

（二）研究小组2014—2020年职业健康研究课题情况

职业紧张研究小组2014—2020年职业健康研究课题情况见附表3-2。

附表3-2　职业紧张研究小组2014—2020年职业健康研究课题

序号	研　究　题　目	研究性质	开始	结束
1	促进劳动者疲劳恢复的策略研究	课题研究	2014-04	2018-03
2	职业紧张（压力）检查制度的自我保健与医师指导的应用研究	基础研究	2016-05	2019-03

附表 3-2（续）

序号	研究题目	研究性质	开始	结束
3	使用毛发和指甲样品建立慢性职业紧张（压力）指标：准确性验证	竞争性资金研究	2017-04	2020-03
4	与职业紧张（压力）相关疾病和工作相关疾病相关的职业性因素以及预测其发病的生物标志物与自律神经平衡的研究	竞争性资金研究	2016-04	2019-03
5	工人的疲劳有害性——探索其多元化和模糊性并开发新的自我保健工具	竞争性资金研究	2015-04	2019-03
6	职业紧张（压力）检查制度对预防劳动者精神健康影响与改善工作场所环境效果的研究	竞争性资金研究	2015-04	2018-03
7	利用指甲样品建立慢性、蓄积性皮质醇分泌的评价方法	竞争性资金研究	2015-04	2017-03
8	开发提升工作效率的自我保健程序及其效果验证	竞争性资金研究	2014-04	2017-03
9	旨在促进企业精神健康策略的风险评价方法研究	竞争性资金研究	2013-04	2016-03
10	阻碍与促进劳动者对职业紧张（压力）实施自我保健的认知要素的研究	竞争性资金研究	2012-04	2016-03
11	作为长期性职业紧张（压力）指标的指甲中类固醇激素的有效性探讨	竞争性资金研究	2012-04	2016-03

三、职业流行病学研究组

（一）研究小组主要任务

科学地评价企业现场的物理性、化学性、生物性以及其他各种有害因素，并探讨这些有害因素与健康损害之间的相关性。研究预测和预防职业暴露有害因素导致健康损害所需的有效的、实践性的策略及其策略效果的验证方法。具体的以队列研究以及职业性肌肉骨骼损伤介入研究为核心，针对化学物质、金属、石棉、微生物、精神性负荷、作业姿势负荷等各种有害因素与健康损害的关系，进行调查研究并探讨有效的预防对策。

（二）研究小组 2014—2020 年职业健康研究课题情况

职业流行病学研究组 2014—2020 年职业健康研究课题情况见附表 3-3。

附表 3-3 职业流行病学研究组 2014—2020 年职业健康研究课题

序号	研究题目	研究性质	开始	结束
1	对护理人员职业生活质量的评估和改进研究	课题研究	2018-04	2021-03
2	卡车司机的工作时间制度和疲劳风险管理的研究	课题研究	2018-04	2021-03
3	护理工作场所的综合性职业健康研究	课题研究	2014-03	2017-04
4	建设行业职业队列的设定与劳动者健康损害的追踪调查研究	课题研究	2011-04	2016-03
5	评价工业化学品对生殖功能影响的实验性研究	基础研究	2018-04	2021-03
6	倒班和夜班对健康影响	基础研究	2016-04	2019-03
7	减轻心血管负担所需休息安排方法的探讨	基础研究	2017-04	2020-03
8	低浓度重金属暴露对女性劳动者妊娠影响的研究	基础研究	2017-04	2020-03
9	UICI 指标对评价高温作业环境的有效性探讨	基础研究	2015-05	2017-03
10	关于工作场所环境因素对生殖机能影响评价方法的研究	基础研究	2014-04	2016-03
11	关于室外高温作业现场高温风险评价方法的研究	基础研究	2014-07	2015-03
12	作业环境中生物因素的有害性研究	基础研究	2013-04	2016-03
13	以工作环境中金属对生殖机能影响为中心的健康影响研究	基础研究	2012-04	2016-03
14	根据化学物质的生物学特性制定男性生殖毒性试验方法	竞争性资金研究	2015-01	2019-03
15	实现工作场所健康促进的职业体能研究	竞争性资金研究	2016-04	2019-03
16	开发劳动者心脏病发病后尽早恢复工作的新运动疗法	竞争性资金研究	2016-04	2019-03
17	暴露于 4，4′-亚甲基双（2-氯苯胺）（MOCA）工人膀胱癌风险评估的流行病学研究	副总干事	2018-04	2020-03
18	旨在减轻精神作业所致心血管负荷的休息方法的生理心理学探讨	竞争性资金研究	2017-04	2020-03

四、作业环境研究组

（一）研究小组主要任务

研究化学物质与粉尘的检测方法、评价方法以及有害因素发生的预测方法，以便于采取适宜的作业环境控制管理来预防劳动者的健康损害。

既包括掌握矿物性粉尘和金属烟等浮游粒子状物质的理化特性、针对化学物质与粉尘的详细分析等阐明机体影响的基础性研究，也包括开发伴随产业变化所带来新问题的纳米粒子的测量方法、研究呼吸防护用品与工厂通风所使用的吸附剂、局部通风装置性能评价等改善工厂作业环境的技术性研究。

（二）研究小组2014—2020年职业健康研究课题情况

作业环境研究组2014—2020年职业健康研究课题情况见附表3-4。

附表3-4　作业环境研究组2014—2020年职业健康研究课题

序号	研　究　题　目	研究性质	开始	结束
1	利用个别粒子分析方法提高空气中颗粒物测量可信度的研究	课题研究	2018-04	2021-03
2	利用纳米材料等高性能化工材料的作业环境空气中颗粒物捕集与分析方法研究	课题研究	2013-04	2016-03
3	关于碳纳米管气溶胶的凝集状态研究	基础研究	2017-04	2019-03
4	关于多种扩散控制措施的工程学研究	基础研究	2016-04	2019-03
5	将低浓度有机蒸气应用于作业环境检测吸附剂的研究	基础研究	2016-05	2019-03
6	开发以金属烟雾的直径和化学状态为重点的定量分析方法	基础研究	2016-05	2019-03
7	用毛细管电泳和液相色谱/质谱法开发工作环境芳香胺的分析方法	基础研究	2017-04	2020-03
8	用透射电子显微镜研制快速石棉纤维计数法	基础研究	2016-04	2019-03
9	开发丙烯酸聚合物气溶胶暴露评估方法	基础研究	2017-04	2019-03
10	各种扩散控制措施的工程研究	基础研究	2016-04	2019-03
11	个体暴露测量在工人风险评估中的应用	基础研究	2016-04	2019-03
12	隧道工作面附近粉尘浓度的测量方法研究	基础研究	2017-04	2019-03

附表 3-4（续）

序号	研　究　题　目	研究性质	开始	结束
13	工作环境中纤维气溶胶监测和测量方法的准确性研究	基础研究	2017-04	2019-03
14	低浓度有机溶剂检测方法的探讨	基础研究	2014-04	2016-03

五、人机工效学研究组

（一）研究小组主要任务

从人机工效学角度来综合应对劳动者的健康问题，针对振动、高温、有害光线等物理性风险因素实施职业健康工程学研究。

此外，研究遮光防护用品、防高温服与防寒服等防护服装、防振手套等的性能评价以及佩戴时的职业生理学负荷，并研究减少腰背痛的措施。

（二）研究小组 2014—2020 年职业健康研究课题情况

人机工效学研究组 2014—2020 年职业健康研究课题情况见附表 3-5。

附表 3-5　人机工效学研究组 2014—2020 年职业健康研究课题

序号	研　究　题　目	研究性质	开始	结束
1	减少穿着防护服作业的高温负荷的策略研究	课题研究	2016-04	2019-03
2	旨在预防中暑的 WBGT 指数和重要数据标准值的探讨	基础研究	2018-04	2020-03
3	对工作环境中低频噪声的特性、影响和意识的基础现场调查	基础研究	2017-04	2019-03
4	基于三维测量的防振手套的振动传递性测量及其在预测防振手套减振效果上的应用	基础研究	2017-04	2020-03
5	利用应急搬运数据和气象数据的中暑分析	基础研究	2017-04	2019-03
6	VDT 工作中职业健康管理研究	基础研究	2018-04	2019-03
7	各向异性振动敏感性和人体振动传递性的相位延迟——在改善车辆平顺性方面的应用	基础研究	2017-04	2020-03
8	年龄与气象条件与中暑的相关性	基础研究	2016-05	2017-03
9	噪声中低频部分对人体不适感的影响研究	基础研究	2015-04	2018-03
10	建立防振手套对工具振动减振效果的预测方法	基础研究	2015-04	2017-03

附表3-5（续）

序号	研　究　题　目	研究性质	开始	结束
11	对评价高温作业负荷的运动调节功能以及自律性反应的研究	基础研究	2014-04	2017-03
12	关于职业暴露有害光线的评价与管理的研究	基础研究	2014-04	2016-03
13	应用高温作业现场人体温热生理模型评价高温负荷与探讨温热指标	基础研究	2013-10	2016-03
14	开发有效预防工作场所中暑的降低高温负荷方法及其现场应用	基础研究	2013-04	2016-03

六、预防过劳死等调查研究中心

（一）研究小组主要任务

依据《预防过劳死等对策推进法》于2014年成立，目的是从医学的角度针对过度工作负荷所致过劳死等健康损害的预防策略进行调查研究。

为了掌握过劳死等的实际状况，开展过劳死等案例分析、过劳死等原因分析、疲劳蓄积及其对劳动者身心影响和健康损害的调查研究。此外，针对工作带来过度负荷以及心理负荷所致过劳死等的预防策略进行调查研究。同时，与开展过劳死等调查研究的大学等研究机构进行协作，通过共享、收集、整理以及分析调查研究成果和信息，从医学层面和保健层面开展旨在推进过劳死预防策略的调查研究。

（二）研究小组2014—2020年职业健康研究课题情况

预防过劳死等调查研究中心2014—2020年职业健康研究课题情况见附表3-6。

附表3-6　预防过劳死等调查研究中心2014—2020年职业健康研究课题

序号	研　究　题　目	研究性质	开始	结束
1	利用建设行业队列对劳动者健康损害的追踪调查研究	课题研究	2016-05	2018-03
2	中小企业过重劳动与健身健康对策的现状与问题	课题研究	2015-04	2017-03
3	关于阐明过劳死的实际状态与预防策略的综合性职业安全健康研究	课题研究	2015-04	2018-03

附表3-6（续）

序号	研　究　题　目	研究性质	开始	结束
4	从睡眠和疲劳面谈预防抑郁症的技术研究和发展	竞争性资金研究	2016-04	2019-03
5	针对脑病/心血管疾病和工作生活方式的病例对照研究——侧重于防止劳累过度相关健康障碍的特定健康检查	竞争性资金研究	2016-04	2019-03
6	接触监测工具的开发和采用人力资源管理保护卫生工作者的主动方法的研究	竞争性资金研究	2017-04	2020-03
7	改善生活习惯在提高劳动者职业紧张（压力）应对能力中的效果	竞争性资金研究	2016-04	2019-03
8	预防与劳动过度有关的自杀和心理健康服务的研究	竞争性资金研究	2017-04	2020-03
9	夜班对限制医院护士健康、安全和幸福的影响	竞争性资金研究	2017-04	2020-03
10	日间工作者日常休息时间的规律性的检查及解决方法	竞争性资金研究	2017-04	2020-03
11	一个新的干预计划，用于提高员工的一致性的一个新的干预计划	竞争性资金研究	2016-04	2019-03
12	劳累过度相关疾病的现状和预防策略的综合研究	基础研究	2018-04	2021-03

七、风险管理研究中心

（一）研究小组主要任务

开展安全管理、职业健康管理等管理方法的调查研究，开展旨在预防劳动者个人行为所致安全事故的调查研究，实施职业安全健康损害的统计分析等。

（二）研究小组2014—2020年职业健康研究课题情况

风险管理研究中心2014—2020年职业健康研究课题情况见附表3-7。

附表3-7　风险管理研究中心2014—2020年职业健康研究课题

序号	研　究　题　目	研究性质	开始	结束
1	关于预防职业性脊髓损伤和生命支持措施的一般研究	课题研究	2016-04	2019-03

附表 3-7（续）

序号	研　究　题　目	研究性质	开始	结束
2	化学物质风险评估支持措施研究	课题研究	2018-04	2022-03
3	接触化学物质工作中防止事故和减轻暴露的风险管理支持措施研究	基础研究	2018-04	2022-03
4	建筑工人的危害认知的分析	基础研究	2016-04	2019-03

八、研究促进和国际事务中心

（一）研究小组主要任务

对整个研究所实施的调查研究进行综合协调，收集、分析以及提供国内外职业安全健康信息，发行国际学术杂志，与国际卫生组织（WHO）与发展中国家合作开展国际性共同研究，收集与管理图书以及推进管理互联网信息化技术等。

（二）研究小组 2014—2020 年职业健康研究课题情况

研究促进和国际事务中心 2014—2020 年职业健康研究课题情况见附表 3-8。

附表 3-8　研究促进和国际事务中心 2014—2020 年职业健康研究课题

序号	研　究　题　目	研究性质	开始	结束
1	国外职业安全卫生政策法规趋势调查与拓展研究	基础研究	2016-04	2019-03